浙江省心脑血管疾病风险分布与防控形势：

2014—2022

主编◎严　静　毛　威　俞　蔚
副主编◎李　希　胡世云

ZHEJIANG UNIVERSITY PRESS
浙江大学出版社
·杭州·

图书在版编目（CIP）数据

浙江省心脑血管疾病风险分布与防控形势：2014—
2022 / 严静,毛威,俞蔚主编. — 杭州:浙江大学出
版社,2024.5

ISBN 978-7-308-24800-6

Ⅰ. ①浙… Ⅱ. ①严… ②毛… ③俞… Ⅲ. ①心脏血
管疾病－防治②脑血管疾病－防治 Ⅳ. ①R54②R743

中国国家版本馆 CIP 数据核字(2024)第 070200 号

审图号:GS浙(2024)167 号

浙江省心脑血管疾病风险分布与防控形势:2014—2022

主编 严 静 毛 威 俞 蔚

责任编辑	金 蕾
责任校对	沈炜玲
封面设计	雷建军
出版发行	浙江大学出版社
	（杭州市天目山路 148 号 邮政编码 310007）
	（https://www.zjupress.com）
排 版	杭州晨特广告有限公司
印 刷	浙江省邮电印刷股份有限公司
开 本	710mm×1000mm 1/16
印 张	9.5
字 数	120千
版 印 次	2024 年 5 月第 1 版 2024 年 5 月第 1 次印刷
书 号	ISBN 978-7-308-24800-6
定 价	96.00元

《浙江省心脑血管疾病风险分布与防控形势:2014—2022》
编委会

何冠军,诸暨市第二人民医院

邹　贺,温州市人民医院

沈桂萍,宁波市江北区慈城镇中心卫生院

张小艳,国家心血管病中心　中国医学科学院阜外医院

张佑元,开化县中医院

陈伯望,国家心血管病中心　中国医学科学院阜外医院

陈晓曙,温州市人民医院

邵建林,浙江医院(浙江省心脑血管病防治研究中心)

金志法,平湖市第一人民医院

金颐和,平湖市第一人民医院

郑卫青,义乌市北苑街道社区卫生服务中心

练惠织,庆元县人民医院

胡振平,庆元县人民医院

俞彩燕,诸暨市第二人民医院

宣　诚,诸暨市第四人民医院

袁　芳,宁波市江北区疾病预防控制中心

徐小玲,浙江医院(浙江省心脑血管病防治研究中心)

黄建峰,义乌市北苑街道社区卫生服务中心

崔建兰,国家心血管病中心　中国医学科学院阜外医院

章一丰,绍兴市疾病预防控制中心

董　寅,玉环市人民医院

鲁永华,开化县中医院

前　言

　　随着经济社会的快速发展,特别是人口老龄化、居民生产生活方式的变化,我国心脑血管疾病等慢性疾病的发病率总体呈上升趋势,已成为影响我国人民群众健康的重要因素,也是社会关注的重大公共卫生问题。

　　党和国家高度重视人民的健康问题。习近平总书记提到,要"坚定不移贯彻预防为主方针,坚持防治结合、联防联控、群防群控,努力为人民群众提供全生命周期的卫生与健康服务。要重视重大疾病防控,优化防治策略,最大程度减少人群患病"。①各级政府和专业部门出台一系列的政策措施,加强和落实心脑血管疾病防控工作。《中国防治慢性病中长期规划(2017—2025年)》将心脑血管疾病防治纳入公共卫生工作的重要任务,提出了《"健康中国2030"规划纲要》。2023年,更新版《健康中国行动—心脑血管疾病防治行动实施方案(2023—2030年)》再次强调了心脑血管疾病高危人群早期筛查和干预的关口前移防控的重要性。浙江省政府在《健康浙江 2030行动纲要》中明确了全面防治重大疾病的主要任务,设立包括心脑血管疾病在内的重点慢性病的防治专项,提出通过健全心脑血管疾病防治体系,对心脑血管疾病高危对象进行筛查,对高危对象开展基本公共卫生服务,实施"高血压、高血糖、高血脂"三高共管,

---

① 《为中华民族伟大复兴打下坚实健康基础——习近平总书记关于健康中国重要论述综述》,《人民日报》2021年8月8日第1版。

普及健康的生活方式,提高防控效果等举措,着力降低远期心脑血管疾病的发病率和死亡率。

在此背景下,基于浙江省在2014—2020年心血管病高危筛查项目的翔实资料,我们编写了本书。本书梳理了浙江省心脑血管疾病的风险分布情况和防控现状,利用数学模型对防控策略效果进行预测,为政府部门制定有针对性的防控政策提供科学依据;介绍了浙江省心脑血管病防治研究中心近10年的部分基层的防治工作和经验,为心脑血管疾病防治基层适宜技术的推广和应用提供浙江经验;分析了浙江省心脑血管疾病防控的薄弱环节,提出了未来防控的主要措施与策略建议,以期与各界同道探讨,共同为浙江省心脑血管疾病防治事业出谋划策。

本书的主要内容是基于国家重大公共卫生服务项目"心血管病高危人群早期筛查与综合干预项目"的资料,结合了浙江省心脑血管疾病的发病特点和防控现状,对全省心脑血管疾病的风险分布进行详细分析,包括心脑血管疾病的流行病学特征、危险因素、预防策略等内容。本书分为七部分:第1章为报告背景,简要介绍心脑血管疾病的危害、防控中存在的问题;第2章为数据来源与分析;第3章为疾病风险的分布特征,分析全省心脑血管疾病的流行特点、危险因素等;第4章为疾病风险的防控现状;第5章为基层心脑血管疾病的防控试点及成效;第6章为疾病风险变化、负担预测及干预效果;第7章为思考与建议。

国家心血管病中心,国家卫生健康委员会,浙江省、市、县(市、区)各级卫生健康委员会(局),全省各项目市、县(市、区)参与单位在项目的实施、资料收集和整理以及本书的编撰过程中付出了大量的心血,在此对参与项目管理、实施、指导的领导、专家和同道表示衷心感谢。对在项目实施过程中给予政策、经费和人员支持的各级行政职能部门,尤其是街道乡镇政府部门的大力配合表示最诚挚的感谢,因为你们的支持和帮助,浙江省心脑血管疾病防治事业才能得到坚实推进和发展,从而为本书的编写提供客观翔实的数据资料。同时,感谢参与本书编撰的各位编委、关心和支持本书出版的各位领导与同行,你们的付出与帮助促成了本书成稿,为现阶段浙江省心脑血管疾病防控策略提供了科学依据。

心脑血管疾病防控是一项系统工程,需要全社会的共同参与。我们希望本书的出版能够为浙江省乃至全国心脑血管疾病的防控工作提供浙江经验,为广大人民群众的健康福祉贡献力量。

编　者

2024 年 3 月

目　录

第1章　报告背景

1.1　心脑血管疾病造成日益沉重的社会负担

我国经济的快速发展,推动了人群的饮食、运动等生活方式和血压、血糖、血脂、肥胖等代谢特征的变迁,也带来了疾病分布的重大转型。20多年来,以心脑血管疾病为代表的慢性非传染性疾病已成为导致我国人群死亡、残疾和生活质量降低的最主要的原因,心脑血管疾病导致的死亡人数占居民总死亡人数的42%。其中,仅脑卒中和冠心病导致的死亡人数就占到总死亡人数的三分之一左右,且其在农村的影响已经超过城市(图1.1)。

同时,伴随人口老龄化而来的不断增长的患病率也为今后疾病负担的控制带来了严峻的挑战。目前,我国平均每5个成人中有1人罹患心脑血管疾病。而据世界银行预测,到2030年,我国65岁及以上老年人口数量将从2010年的1.1亿(8%)猛增至近2.4亿(17%)。随之而来的将是我国心脑血管疾病等慢性疾病的爆发式增长——脑卒中的患病人数将从823万增至3177万,心肌梗死的患病人数将从810万增至2263万。

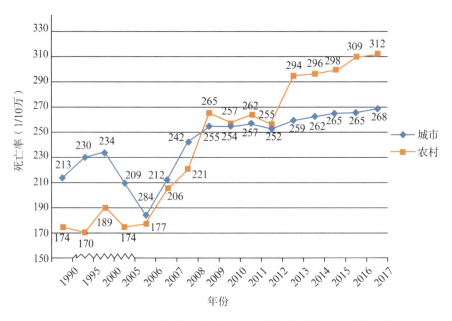

图 1.1　1990—2017 年我国城乡居民心脑血管疾病死亡率的变化

除了心脑血管疾病的高患病率和高死亡率之外，心脑血管疾病还具有易致残、病情迁延和治疗复杂的特点。同时，诊疗相关新产品和新技术的应用与推广使其成为诊疗费用最昂贵的疾病之一，也造成相关医疗花费支出逐年攀升。从 2012 年到 2016 年，我国心脑血管疾病的治疗费用从 3106 亿元增长到 4952 亿元，年均增长 11%。而心脑血管疾病的治疗费用占所有疾病总治疗费用的比例达到 18.3%，且据预测，到 2030 年，这一比例将达到 33.0%。

浙江省作为东部经济发展地区，在省委省政府的领导、省卫生健康委员会的统一部署、各级卫生行政部门的科学指导、各级医疗卫生机构的共同努力下，冠心病的发病率和死亡率仍然呈现缓步上升的态势（图 1.2、图 1.3）。这提示浙江省经过数十年的心脑血管疾病防控，已取得了初步的成效,尤其是通过高血压的防控,在出血性卒中死亡率的控制上取得了阶段性的成果。在 2015—2021 年,浙江省居民脑梗死报告标化死亡率和脑出血报告标化死亡率均呈下降趋势(图 1.4)。同时,与全国及全球不同社会发展指数地区的心脑血管疾病负担比较,在 1990—2019 年,浙江省心脑血管疾病负担处于较低的水平,与高社会发展指数的地区相近;在 1990—2019 年,浙江省心脑血管疾病导致的早死损失寿命年率和伤残调整寿命年率呈下降趋势,提示浙江省心脑血管疾病负担总体上有所改善;伤残损失健康寿命年率呈逐步上升的趋势,可能与医疗水平提升降低了心脑血管疾病的死亡率有关。上述变化提示,通过心脑血管疾病的早期筛查和早期防控,能有效预防伤残等不良健康结局的发生,提升全民的健康水平。

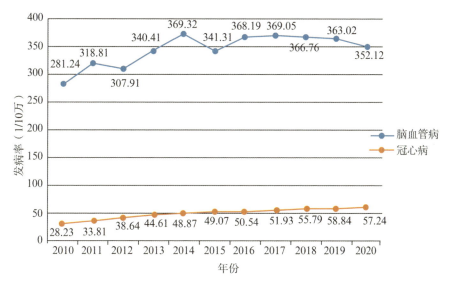

图 1.2　2010—2020 年浙江省居民心脑血管疾病发病率的变化情况

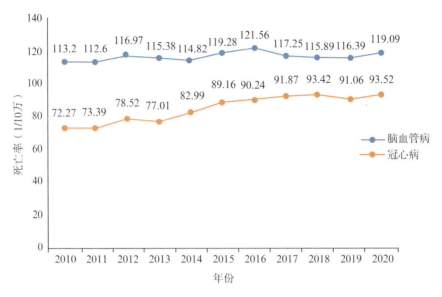

图 1.3　2010—2020年浙江省居民心脑血管疾病死亡率的变化情况

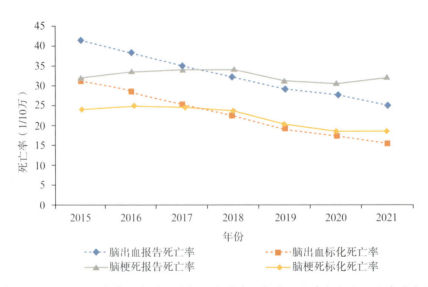

图 1.4　2015—2021年浙江省居民脑梗死和脑出血报告死亡率与标化死亡率的变化

1.2 心脑血管疾病防控的整体水平亟待提高

心脑血管疾病是由多重心脑血管疾病危险因素综合导致的一类疾病,具有"可防可控"的特点。高血压、血脂异常、高血糖,以及吸烟、缺乏体力活动、不健康饮食习惯等危险因素的早期干预能有效预防或推迟心脑血管疾病的发生发展,合理的药物和手术治疗能显著降低心脑血管疾病的死亡风险和致残风险。在美英两国,从 20 世纪 80 年代以来,冠心病死亡率的下降超过 50%,一方面是因为危险因素的有效控制,另一方面则得益于治疗水平的大幅提高。

然而,既往研究提示我国心脑血管疾病危险因素的防控水平仍存在不足。就高血压而言,近期两项全国代表性的调查显示,高血压的知晓率(分别为 32% 和 47%)与控制率(分别为 10% 和 15%)均不尽如人意,提示相关的公共卫生服务(即人群筛查)和临床诊疗(即患者治疗)都亟待加强。我国高血压住院率(490/10 万)比所有的经济合作与发展组织国家都要高(平均为 95/10 万),与基层医疗卫生机构在人群筛查、管理和患者治疗等方面的工作不足有关。此外,血压管理不力被认为直接影响了民众健康,会造成巨额的经济损失。

就糖尿病而言,2013 年,一项纳入 170287 人的全国代表性调查显示,糖尿病患者中仅 37% 知晓自己的病史,32% 在接受治疗。另一项覆盖全国的纵向研究发现,从 2011 年到 2015 年,患者的健康教育覆盖率有所下降(从 76% 到 70%),诊断治疗的差距依然存在(从 79% 到 81%),而与此同时,糖尿病相关的住院率(从 4% 到 6%)和再住院率(从 19% 到 28%)都出现了升高。我国糖尿病的住院率已达到 260/10 万,远高于经济合作与发展组织中的大多数国家(平均为 141/10 万)[12]。

1.3 心脑血管疾病防治的浙江行动

《健康浙江 2030行动纲要》及《浙江省人民政府关于推进健康浙江行动的实施意见》中，心脑血管疾病的防治作为五项专病防控行动之一，明确通过管理危险因素、应用适宜的技术、提高应急处置和民众宣教培训等措施，要实现"到2030年，包括心脑血管疾病死亡率在内的重大慢性病导致的过早死亡率上升趋势得到有效遏制和趋于较低水平"的目标。

浙江省心脑血管病防治研究中心受浙江省卫生健康委员会的领导，挂靠浙江医院，主要的职责是提出浙江省心脑血管疾病的防治建议，组织实施和督导各市的防治工作，加强人才队伍的建设，推进预防和控制策略在基层得到落实等。浙江省心脑血管病防治研究中心一直以来致力于心脑血管疾病的流行病学调查和基层防治适宜技术的转化研究工作，不断创新和开发有效的心脑血管疾病的预防、诊断、治疗措施。作为浙江省心脑血管疾病在临床、研究、培训和健康教育相结合的省级机构与工作平台的牵头机构，在浙江省卫生健康委员会的直接领导和国家心血管病中心的业务指导下，浙江省心脑血管病防治研究中心在"八五"至"十四五"期间开展了4次全省高血压及重要心血管病的调查，并于1991—1993年，在国内率先开展冠心病、脑卒中的发病、死亡监测，覆盖全省11个监测区的25~74岁的监测对象520944人；从1998年开始，建立高血压社区综合干预试点以及社区信息化管理，为浙江省乃至全国范围的社区高血压综合干预以及社区慢病信息化管理提供了经验；"十二五"期间，承担国家科技支撑计划项目——高血压基层规范化防治适宜技术的研究、评价与推广，创新开展基层高血压防治的适宜技术和搭建数字化健康管理平台。

自2014年以来，国家实施重大公共卫生专项——心血管病高危人群早期筛查与综合干预项目。浙江省作为全国最早启动的 4 个省份之一，通过实施国家心血管病专项，开展心血管病高危人群筛查和早期综合干预；全面掌握本省居民心脑血管疾病及危险因素的状况和变化趋势，探索识别和管理具有高患病风险人群的基层适宜技术，评价心脑血管疾病防控的工作效果，为卫生政策制定提供科学依据。

十年磨一剑，浙江省心脑血管病防治研究中心在国家心血管病中心的协同下，利用项目数据及相关文献，撰写本书（以下简称"报告"），针对全省和不同项目点的心脑血管疾病的风险分布与防控形势开展分析，以期为浙江省心脑血管疾病的防治提供策略支持。

第2章　数据来源与分析

2.1　数据来源

本报告中的数据主要来自国家心血管病中心牵头设计实施的"心血管病高危人群早期筛查与综合干预项目"(浙江省现场)(以下称"浙江省高危筛查项目")。

浙江省高危筛查项目是财政部与原国家卫生和计划生育委员会自2014年起立项支持的重大公共卫生服务项目,通过开展心血管病高危人群的早期筛查与综合干预管理,实施并评价心血管病高危人群的防控策略和措施,旨在将防控工作精准聚焦于从人群中检出的心血管病高危对象,改变粗放式的投入模式,从而改善民众健康,减少资源浪费。

就浙江省高危筛查项目,在浙江省卫生健康委员会的领导下,浙江省心脑血管病防治研究中心作为省级技术指导机构,紧紧围绕确保项目公益性和科学性两个中心思想开展工作:一方面,严格遵照国家要求,与各项目点的同仁通力合作,按期完成公共卫生服务的任务目标,让广大百姓从项目中获得实实在在的好处;另一方面,充分利用项目来搭建浙江省心血管病流行趋势的监测网络、平台和体系,开展疾病防控与干预性研究,为提高政府和行业的循证决策水平提供可靠的数据与证据支撑。

截至2021年12月,浙江省11个市的11个项目点,共有50多家机构的超过1000名医务人员参与项目工作。项目应用统一的方案、设备和质控手段,深入社区,针对近21万名35~75岁常住居民开展心脑血管疾病的风险筛查,对筛查当中发现的4万余名高危对象给予行为干预和治疗建议,然后进行逐年随访,建成了浙江省心脑血管疾病高危人群队列(图2.1、图2.2),同时开展高危对象的早期干预,显著提高了浙江省心脑血管疾病的综合防治能力。

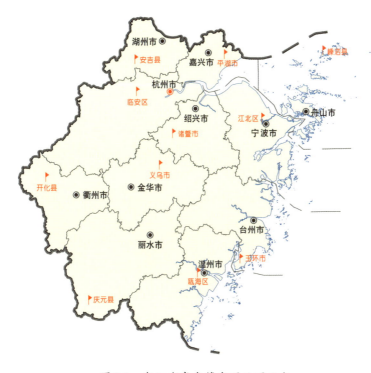

图 2.1　浙江省高危筛查项目项目点

从2014年到2021年,浙江省高危筛查项目分七期,共筛查常住居民206168人,在其中确定心血管疾病高危对象43351人(21.0%)。筛查人群的平均年龄为57.1岁±9.4岁,其中,女性占57.3%。通过将参加筛查人群的年龄和性别分布,与2010年全国人口普查、项目社区相应年龄段全部的居民进行比较,可以发现:男性和相对年轻的居民,参加项目的比例较低(图2.3、图2.4)。因此,在分析中,均使用人口普查数据,对筛查人群的结果进行了年龄和性别标准化。

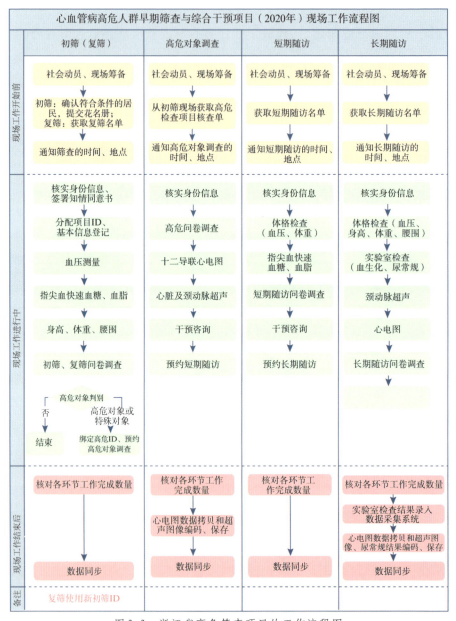

图 2.2　浙江省高危筛查项目的工作流程图

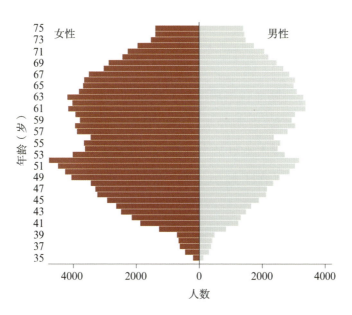

图 2.3 筛查人群的年龄及性别分布

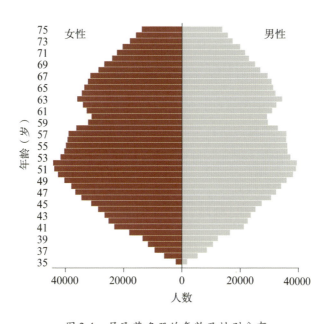

图 2.4 居民花名册的年龄及性别分布

2.2　分析说明

报告对主要的心脑血管疾病的危险因素的分布特征进行了描述，包括血压升高，血糖升高，血脂异常，肥胖，吸烟，饮酒，不健康膳食（全谷物、水果、蔬菜、豆类摄入不足及畜肉摄入过多）以及缺乏体力活动。每一种危险因素分别报告了检出人数，检出率及95%置信区间（confidence interval，CI），主要特征（性别、年龄、教育、收入等）的组间比较，检出率地图，以及人口学特征影响因素分析。

报告对主要的心脑血管疾病的危险因素的防控现状进行了描述，主要聚焦于高血压、高血糖、血脂异常、吸烟，以及二级预防用药。其中，高血压、高血糖和血脂异常（"三病"）分别报告了在该患病人群中的知晓率，治疗、控制的人数及概率以及标化率（"三率"），以及主要特征的组间比较，进行了人口学特征影响因素的分析。对于吸烟，主要关注戒烟率；对于二级预防用药，关注冠心病患者的抗血小板药、他汀类药物、血管紧张素转化酶抑制剂/血管紧张素Ⅱ受体阻滞剂、β受体阻滞剂的使用情况，以及缺血性脑卒中患者的抗血小板药、他汀类药物的使用情况。

报告同时按照项目点进行描述以说明差异性。

报告除了应用统计描述和推断、统计检验等基本的统计方法以外，还应用了以下的统计方法。

（1）年龄性别标准化：按照2010年全国人口普查得到的35~75岁人口性别、年龄分布的情况，计算标准化权重，进而计算各指标的年龄性别标准化率（以下称"标化率"），主要用于对不同的项目点进行比较时，控制其人口年龄性别比例差异的影响。

（2）多水平模型：在建立统计模型时以及对危险因素及其防控指标的独立影响因素进行分析时，考虑到调查人群在区域间的聚集性（相比于不同项目点的居民，同一地区的居民间的特征更加接近），采用了包括地区特征和个体特征的多水平 logistic 模型，而非常规的 logistic 模型。

报告除了应用人口金字塔图、柱状图、森林图等一般的统计图表以外，还主要采取了两种呈现方式。

（1）地图：为直观呈现不同项目点在地区间的差异，在地图中用颜色深浅代表统计结果数值的大小。此外，报告还利用反距离加权插值法（假定在相近的地区间，其危险因素的特征类似，综合周边有调查数据的若干个项目点，推测未开展调查的区县的水平），绘制了其他区县水平的热力地图。文内涉及的相关分布特征在浙江省的分布图中，左图均为由这些项目点做的调查的数据反映的情况，右图均为通过上述方法推导的全省的情况。

（2）亚组概率密度图：为了更加精细地描述性别、年龄、地区、城乡、收入、教育人群分层后各指标的差异，报告根据人口学特征（性别、年龄）以及社会经济特征（教育、收入水平等）的所有可能的组合，将总人群分成不同的亚组，并基于各亚组分别计算关注的指标，使用代表概率密度的直方图显示不同人群分层中各种亚组的相应指标的分布差异。（因为本调查人群中99%以上为已婚人群，受所调查样本限制，未婚人群相关指标的稳健性较差，因此本报告中未汇报不同婚姻状况所关注指标的具体数值，仅在亚组概率密度图中体现。）

第3章 疾病风险的分布特征

3.1 概 览

3.1.1 高危对象的检出情况(WHO东亚人群标准)

针对人群中的心脑血管疾病的风险水平,将WHO(世界卫生组织)针对东亚地区的10年心脑血管疾病的发病风险超过10%的人作为高危对象标准,在高危筛查项目中分别从省和区县项目点的层面描述社区人群中高危对象的检出率,并与全国的检出水平进行比较。全国高危对象检出率为14.2%[95%CI(14.2~14.3)],不同区县项目点间的波动在2.8%~29.3%;按2010年全国人口普查的年龄性别分布标化后,高危对象的检出率为9.2%[95%CI(9.1~9.2)],不同区县项目点间的波动在1.6%~21.6%,相差13倍(表3.1)。

表 3.1　全国大区高危对象的检出率(单位:%)

排序	地区	年龄性别标化后的检出率[95%CI]
1	东北	11.6(11.4~11.8)
2	华北	10.4(10.2~10.5)
3	华中	10.0(9.8~10.1)
4	西南	8.8(8.6~8.9)
5	华东	8.4(8.3~8.6)
6	西北	7.7(7.6~7.9)
7	华南	7.0(6.8~7.2)

浙江省高危对象的检出率为 23.0%。不同区县项目点间的波动在 19.8%~33.6%[按 2010 年全国人口普查的年龄性别分布标化后,高危对象的检出率为 19.3%,不同区县项目点间的波动在 15.0%(衢州开化)~26.9%(舟山嵊泗)]。这提示浙江省高危人群的检出率较全国水平高,其区县项目点间的差异较全国水平低。

3.1.2　主要危险因素的检出情况

根据全球疾病负担(global burden of diseases, GBD)分析,最主要的心脑血管疾病的危险因素依次为血压升高、血脂升高、血糖升高、颗粒物污染、超重/肥胖和吸烟,每年导致的死亡人数达 50 万至 175 万。除此之外,饮酒、不健康膳食、缺乏运动的影响也不容忽视。其中,不健康膳食习惯主要表现为新鲜的蔬菜水果、全谷物、豆类摄入不足,以及畜肉摄入过多(图 3.1)。

浙江省共筛查 206168 名常住居民,其中,按照项目筛查标准确定心血管病高危对象的有 43351 人(21.0%),高危人群中主要的危险因素分析显示高血压、高血糖和血脂异常的患病率分别为 49.0%、15.2% 和 9.0%,肥胖、吸烟、饮酒、不健康饮食和身体活动过少比率分别为 10.9%、18.4%、13.7%、93.7% 和 87.3%,不良生活方式中不健康膳食习惯和缺乏身体活动的发生率高(表 3.2)。

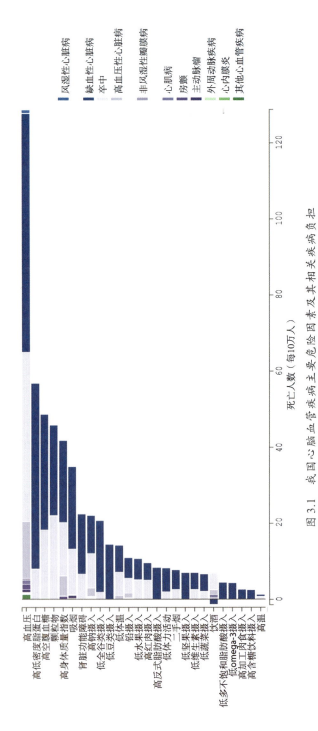

图 3.1 我国心脑血管疾病主要危险因素及其相关疾病负担

注：来源为 https://www.healthdata.org/china。

表3.2 浙江省调查人群心血管病主要危险因素的检出情况

变量	全体	女性	男性
高血压	21246(49.0%)	11740(47.0%)	9506(51.7%)
收缩压(mmHg)	139.1 ± 19.3	138.5 ± 19.7	140 ± 18.6
舒张压(mmHg)	82.3 ± 10.7	80.7 ± 10.4	84.4 ± 10.8
血脂异常	3891(9.0%)	2755(11%)	1136(6.2%)
总胆固醇(mmol/L)	4.7 ± 1.1	4.8 ± 1.1	4.4 ± 1
高血糖	6574(15.2%)	3713(14.9%)	2861(15.6%)
空腹血糖(mmol/L)	6.1 ± 1.5	6.1 ± 1.4	6.1 ± 1.5
肥胖的中国标准:身体质量指数≥28	4712(10.9%)	2666(10.7%)	2046(11.1%)
身体质量指数(kg/m^2)	24.1 ± 3.1	24 ± 3.2	24.3 ± 3
腰围(cm)	82.6 ± 9.0	80.8 ± 8.8	85 ± 8.7
吸烟	7955(18.4%)	121(0.5%)	7834(42.6%)
每日吸烟量	3.4 ± 8.7	0.1 ± 1.0	8.2 ± 1.2
饮酒	5933(13.7%)	663(2.7%)	5270(28.7%)
不健康饮食	40639(93.7%)	23281(93.2%)	17358(94.4%)
杂粮摄入不足	33994(78.4%)	19618(78.6%)	14376(78.2%)
水果摄入不足	30443(70.2%)	17286(69.2%)	13157(71.6%)
蔬菜摄入不足	14795(34.1%)	8343(33.4%)	6452(35.1%)
豆类摄入不足	29041(67.0%)	16844(67.5%)	12197(66.4%)
红肉摄入过多	27868(64.3%)	15713(62.9%)	12155(66.1%)
鱼类摄入不足	11293(26.1%)	6655(26.7%)	4638(25.2%)
体力活动不足	37855(87.3%)	21590(86.5%)	16265(88.5%)
每日代谢量	16.9 ± 13.8	16 ± 12.9	18.2 ± 14.8

3.2　肥　胖

肥胖与心脑血管疾病的关系密切。肥胖不仅可以导致其他的心血管危险因素的发生,还可以独立地导致心脑血管疾病的发生和死亡[16]。高身体质量指数(body mass index,BMI)造成的全球疾病负担占总的疾病负担的6.3%,对冠心病和脑卒中疾病负担的归因危险百分比分别达到17.6%和24.3%,2019年全国归因于高BMI的心脑血管疾病死亡人数为54.95万,归因于高BMI的心脑血管疾病年龄标化死亡率为38.64/10万,11.98%的心脑血管疾病死亡归因于高BMI。既往的研究已经有结论性证明：BMI每升高5kg/m², 冠心病的发病风险和死亡风险增加20%~130%, 缺血性脑卒中的发病风险和死亡风险增加10%~150%, 与腰围正常者相比, 腹型肥胖者的冠心病的发病风险增加29.0%, 死亡风险增加32.0%; 保持正常的BMI可预防5.8%的主要的冠心病事件、7.8%的冠心病和4.5%的缺血性脑卒中, 预防34.4%的2型糖尿病。因此, 加强体重管理, 保持合理的体重和腰围, 减少肥胖, 也是心脑血管疾病预防的关键措施。

参考2016年的《中国超重/肥胖医学营养治疗专家共识》, 将BMI≥28.0kg/m²定义为肥胖。纳入BMI调查人群的有43351名, 其中, 肥胖者4712名, 检出率为10.9%(10.6%~11.2%)[全国为16.3%(16.2%~16.3%)], 标化率为11.3%(11.0%~11.6%)[全国为16.6%(16.6%~16.7%)]。

不同的人群亚组间, 肥胖检出率在不同的年龄、不同的收入水平均接近, 男性高于女性, 受教育水平较低的人群中的检出率较高, 城市高于农村(表3.3, 图3.2)。

表3.3　浙江省高危筛查项目各类人群中的肥胖检出率

因素		总人数	肥胖人数	%（95%CI）	标化%（95%CI）
年龄	35~44	4881	540	11.1(10.2~12.0)	11.4(10.9~11.8)
	45~54	12640	1353	10.7(10.2~11.3)	11.3(10.8~11.9)
	55~64	14048	1517	10.8(10.3~11.3)	11.4(10.7~12.1)
	65~75	11782	1302	11.1(10.5~11.6)	11.0(10.1~11.9)
性别	男性	18382	2046	11.1(10.7~11.6)	13.4(12.9~13.9)
	女性	24969	2666	10.7(10.3~11.1)	9.2(8.8~9.6)
家庭年收入（元）	<10000	3057	343	11.2(10.1~12.4)	11.3(9.9~12.8)
	10000~50000	20500	2244	10.9(10.5~11.4)	11.5(11.0~12.0)
	>50000	14272	1559	10.9(10.4~11.4)	11.5(11.0~11.9)
教育	小学及以下	24870	2872	11.5(11.2~12.0)	11.6(11.1~12.1)
	初中	12230	1236	10.1(9.6~10.7)	11.7(11.2~12.2)
	高中	1983	185	9.3(8.1~10.7)	9.9(8.8~11.2)
	大学及以上	1468	145	9.9(8.4~11.5)	9.9(9.1~10.7)

续表

	因素	总人数	肥胖人数	%（95%CI）	标化%（95%CI）
城乡	城市	10684	1299	12.2(11.5~12.8)	12.2(11.6~12.8)
	农村	32667	3413	10.4(10.1~10.8)	10.9(10.6~11.3)

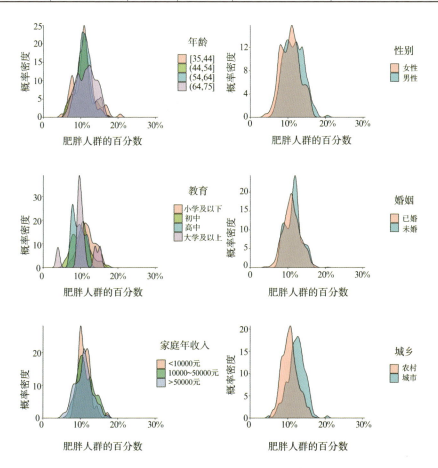

图 3.2　肥胖的人群分层后亚组概率密度图

项目点间，年龄性别标化的肥胖检出率最高的为宁波江北[13.7%（12.7%~14.7%）]和金华义乌[13.2%（11.9%~14.6%）]，最低的是丽水庆元[7.9%（6.9%~9.1%）]和杭州临安[3.7%（2.9%~4.6%）]。不同区县项目点间的检出率从最低3.7%（2.9%~4.6%）到最高13.7%（12.7%~14.7%），相差达

3倍(表3.4,图3.3)。

表3.4 浙江省高危筛查项目各项目点的肥胖检出率

各项目点	调查人数	肥胖人数	标化% (95%CI)
丽水庆元	4307	350	7.9(6.9~9.1)
绍兴诸暨	4192	437	8.8(7.7~10.1)
杭州临安	3812	180	3.7(2.9~4.6)
台州玉环	4227	660	13.0(11.7~14.5)
金华义乌	4404	532	13.2(11.9~14.6)
湖州安吉	7421	861	12.7(11.8~13.6)
宁波江北	3437	475	13.7(12.7~14.7)
嘉兴平湖	3642	435	11.9(11.0~12.8)
温州瓯海	2843	292	10.2(9.4~11.1)
衢州开化	2859	253	10.8(9.9~11.6)
舟山溉泗	2207	237	12.6(11.7~13.6)

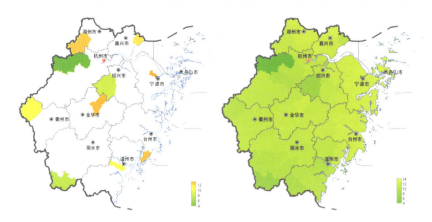

图3.3 年龄性别标化后的肥胖检出率在浙江省的分布

多因素模型中,年龄、性别、职业、不同的教育水平、不同的收入水平间的肥胖检出率存在差异,说明这些因素是肥胖检出率的独立影响因素,城乡及有无医保对检出率无显著影响。

3.3　吸　烟

吸烟是心脑血管疾病发病及死亡的独立危险因素,且吸烟量越大,吸烟时间越长,危害越大。吸烟造成的全球疾病负担占总的疾病负担的 7.9%,对冠心病和脑卒中疾病负担的归因危险百分比分别达到 20.6% 和 17.6%。在我国人群中,吸烟可增加 23% 的全因死亡风险,男性和女性增加的相对风险分别为 18% 和 27%。既往的研究已经结论性证明,每天吸烟 10 支,冠心病的发病风险和死亡风险增加 20% 以上,缺血性脑卒中的发病风险和死亡风险增加 10% 以上。另外,戒烟可降低心脑血管疾病的发病风险与死亡风险,戒烟 1 年后,冠心病患者的死亡风险及再发心脏事件的风险可下降 50%,心肌梗死患者的死亡风险可降低 70% 以上;戒烟 15 年后,冠心病和心力衰竭患者的死亡风险与从不吸烟者相似。

纳入吸烟状况调查的人群有 43351 名,其中,吸烟者有 7955 名,检出率为 18.4%(18.0%~18.7%)[全国为 19.8%(19.8%~19.9%)],标化率为 23.1%(22.7%~23.5%)[全国为 25.0%(25.0%~25.1%)]。

不同人群亚组间,吸烟检出率在 45~64 岁时最高,男性显著高于女性,中高收入水平、初高中教育水平的人群中,检出率较高,农村高于城市(表 3.5,图 3.4)。

表3.5　浙江省高危筛查项目各类人群中的吸烟检出率

	因素	总人数	吸烟人数	%（95%CI）	标化%（95%CI）
年龄	35~44	4881	870	17.8(16.8~18.9)	23.3(22.7~23.9)
	45~54	12640	2344	18.5(17.9~19.2)	24.4(23.6~25.2)
	55~64	14048	2688	19.1(18.5~19.8)	23.6(22.7~24.5)
	65~75	11782	2053	17.4(16.7~18.1)	18.9(17.8~20.0)
性别	男性	18382	7834	42.6(41.9~43.3)	45.2(44.5~45.8)
	女性	24969	121	0.5(0.4~0.6)	0.4(0.3~0.5)

续表

因素		总人数	吸烟人数	% (95%CI)	标化% (95%CI)
家庭年收入（元）	<10000	3057	473	15.5(14.2~16.8)	19.9(18.1~21.8)
	10000~50000	20500	3553	17.3(16.8~17.9)	20.8(20.2~21.5)
	>50000	14272	2807	19.7(19.0~20.3)	24.6(24~25.2)
教育	小学及以下	24870	4127	16.6(16.1~17.1)	19.8(19.2~20.4)
	初中	12230	2617	21.4(20.7~22.1)	26.6(25.9~27.4)
	高中	1983	416	21.0(19.2~22.8)	30.2(28.3~32.0)
	大学及以上	1468	269	18.3(16.4~20.4)	19.2(18.2~20.2)
城乡	城市	10684	1440	13.5(12.8~14.1)	18.1(17.4~18.8)
	农村	32667	6515	19.9(19.5~20.4)	25.3(24.8~25.8)

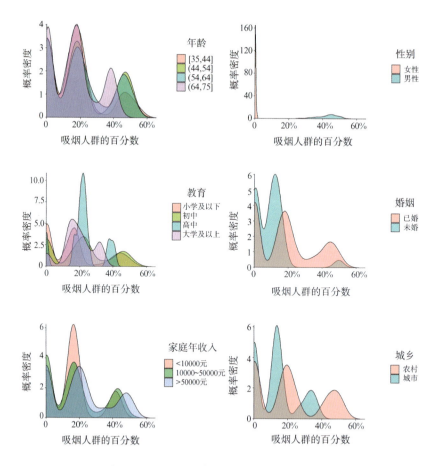

图 3.4　吸烟的人群分层后亚组概率密度图

不同项目点间,年龄性别标化的吸烟检出率最高的为杭州临安
[32.6%(30.6%~34.6%)]和台州玉环[30.4%(28.5%~32.3%)],最低的是温
州瓯海[18.1%(17.0%~19.2%)]和金华义乌[15.1%(13.8%~16.6%)]。不同
区县项目点间的检出率从最低 15.1%(13.8%~16.6%)到最高 32.6%
(30.6%~34.6%),检出率翻倍(表 3.6,图 3.5)。

表3.6　浙江省高危筛查项目各项目点的吸烟检出率

各项目点	调查人数	吸烟人数	标化%(95%CI)
丽水庆元	4307	797	21.4(19.7~23.1)
绍兴诸暨	4192	691	20.9(19.2~22.6)
杭州临安	3812	825	32.6(30.6~34.6)
台州玉环	4227	900	30.4(28.5~32.3)
金华义乌	4404	532	15.1(13.8~16.6)
湖州安吉	7421	1629	25.5(24.3~26.6)
宁波江北	3437	533	19.6(18.5~20.7)
嘉兴平湖	3642	849	28.3(27.0~29.5)
温州瓯海	2843	375	18.1(17.0~19.2)
衢州开化	2859	444	19.7(18.6~20.8)
舟山泗泗	2207	380	25.9(24.8~27.1)

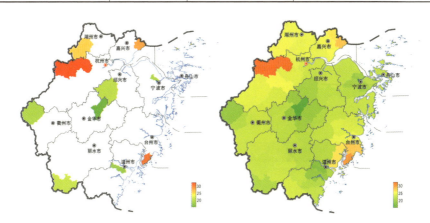

图 3.5　年龄性别标化后的吸烟检出率在浙江省的分布

多因素模型中,性别、年龄、城乡、婚姻状况、不同的教育水平、不同的
收入水平间的吸烟检出率仍存在差异,说明这些因素是吸烟水平的独立

影响因素,职业、有无医保人群间的吸烟水平无显著差异。

3.4 饮　酒

饮酒是造成心脑血管疾病负担的重要的危险因素。饮酒造成的全球疾病负担占总的疾病负担的3.7%,对脑卒中疾病负担的归因危险百分比为6.0%。最新的研究结果显示,饮酒没有有益剂量,所有的饮酒均有损健康,饮酒可增加脑卒中、心房颤动和心衰的风险。相比于不饮酒者,每天饮酒60g,缺血性脑卒中风险增加31%,出血性风险增加71%;每周饮酒100g,脑卒中风险增加14%,冠心病风险增加6%,心衰风险增加9%;饮酒超过350g/周的人在40岁时的预期寿命较不饮酒者少4~5年。相关的指南建议,对于饮酒者应严格限制酒精的摄入量,为每周≤100g;或酒精的摄入量为成年男性<25g/天,成年女性<15g/天。

将每周饮酒超过4次定义为饮酒。纳入饮酒状况调查的人群有43351名,其中,饮酒者有5933名,检出率为13.7%(13.4%~14.0%)[全国为6.6%(6.5%~6.6%)],标化率为12.3%(12.0%~12.6%)[全国为6.7%]。

不同人群亚组间,饮酒检出率随着年龄的增长而升高,男性显著高于女性,中低收入和低教育水平人群中的检出率较高,农村高于城市(表3.7,图3.6)。

表3.7　浙江省高危筛查项目各类人群中的饮酒检出率

因素		总人数	饮酒人数	%(95%CI)	标化%(95%CI)
年龄	35~44	4881	333	6.8(6.1~7.6)	7.3(6.9~7.7)
	45~54	12640	1525	12.1(11.5~12.6)	13.3(12.7~13.9)
	55~64	14048	2264	16.1(15.5~16.7)	18.8(18~19.6)
	65~75	11782	1811	15.4(14.7~16.0)	16.7(15.7~17.8)
性别	男性	18382	5270	28.7(28~29.3)	22.5(22~23.1)
	女性	24969	663	2.7(2.5~2.9)	1.7(1.5~1.8)

续表

因素		总人数	饮酒人数	%(95%CI)	标化%(95%CI)
家庭年收入(元)	<10000	3057	392	12.8(11.7~14.1)	11.9(10.4~13.4)
	10000~50000	20500	2891	14.1(13.6~14.6)	14.2(13.6~14.7)
	>50000	14272	1880	13.2(12.6~13.7)	10.5(10~10.9)
教育	小学及以下	24870	3394	13.6(13.2~14.1)	14.1(13.6~14.7)
	初中	12230	1835	15.0(14.4~15.6)	14.3(13.8~14.9)
	高中	1983	252	12.7(11.3~14.3)	10.3(9.1~11.6)
	大学及以上	1468	68	4.6(3.6~5.8)	2.5(2.1~3.0)
城乡	城市	10684	1026	9.6(9.1~10.2)	9.9(9.4~10.5)
	农村	32667	4907	15.0(14.6~15.4)	13.3(12.9~13.7)

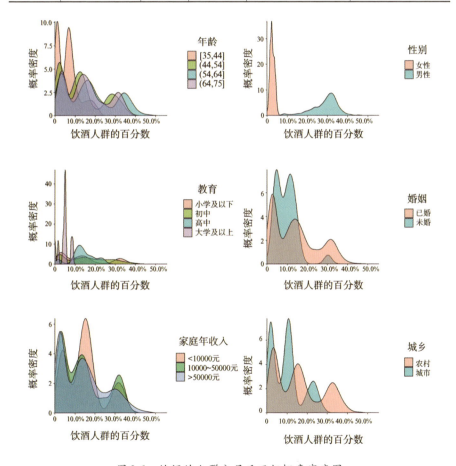

图 3.6　饮酒的人群分层后亚组概率密度图

不同项目点间,年龄性别标化的饮酒检出率最高的为湖州安吉[20.7%(19.6%~21.8%)]和绍兴诸暨[16.3%(14.8%~17.9%)],最低的是丽水庆元[7.3%(6.2%~8.4%)]和金华义乌[7.1%(6.2%~8.2%)]。不同区县项目点间的检出率从最低7.1%(6.2%~8.2%)到最高20.7%(19.6%~21.8%),相差可达近3倍(表3.8,图3.7)。

表3.8　浙江省高危筛查项目各项目点饮酒检出率

各项目点	调查人数	饮酒人数	标化%(95%CI)
丽水庆元	4307	314	7.3(6.2~8.4)
绍兴诸暨	4192	1001	16.3(14.8~17.9)
杭州临安	3812	490	9.8(8.6~11.2)
台州玉环	4227	377	8.5(7.4~9.7)
金华义乌	4404	328	7.1(6.2~8.2)
湖州安吉	7421	1560	20.7(19.6~21.8)
宁波江北	3437	392	10.6(9.7~11.4)
嘉兴平湖	3642	482	13.4(12.5~14.3)
温州瓯海	2843	306	10.6(9.8~11.5)
衢州开化	2859	415	13.3(12.4~14.2)
舟山泗泗	2207	268	10.5(9.7~11.4)

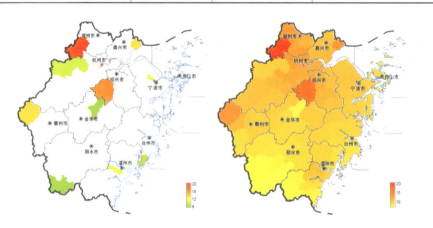

图3.7　年龄性别标化后的饮酒检出率在浙江省的分布

多因素模型中,年龄、性别、城乡、婚姻状况、不同的教育水平和不同的收入水平间的饮酒检出率仍存在差异,说明这些因素是饮酒的独立影响因素,职业和有无医保对饮酒水平没有显著影响。

3.5　不健康膳食

合理的膳食结构是健康生活方式的重要组成部分。不健康膳食可引起身体代谢组分异常,导致血压升高、血脂异常、体重增加、血糖升高等,进而导致心脑血管疾病的发生和发展。不健康膳食包括全谷物、水果、蔬菜、豆类摄入不足等,畜肉摄入过多,能量摄入过多,油盐摄入过多等。2017 年,全球死亡归因占比和伤残调整损失寿命年归因占比中饮食因素分别为 22% 和 15%,对冠心病和脑卒中的归因危险百分比分别达到 69.2% 和 30.6%。我国不健康饮食相关的心脑血管疾病的死亡率(年龄标化率)在全球最高,为 299/10 万。合理的健康饮食,如地中海饮食(mediterraneanstyle dietary)或降压饮食(dietary approaches to stop hypertension, DASH)可显著降低心脑血管疾病的发病率和死亡率。研究显示,地中海饮食可降低 38% 的心脑血管疾病的发病风险,且饮食评分越高,健康收益越大,最高评分的饮食可比最低评分的地中海饮食降低 21% 的心脑血管疾病的死亡风险、27% 的冠心病的发病风险和 20% 的冠心病的死亡风险,以及 23% 的脑卒中的死亡风险。

3.5.1　全谷物摄入不足

谷类是膳食结构的重要组成部分。中国膳食指南推荐食物多样,以谷类为主,每天摄入谷薯类食物 250~400g,其中,全谷物和杂豆类 50~150g,薯类 50~100g;膳食中碳水化合物提供的能量应占总能量的 50% 以上;谷物应该粗细搭配,多吃全谷物,如大米与糙米,杂粮(小米、玉米和燕麦等)及杂豆(红小豆、绿豆和芸豆等)搭配食用。在全球疾病负担研究中,归因于全谷物摄入不足的心脑血管疾病死亡人数为290万人,占心脑血管疾病死亡人数的30.5%;伤残调整寿命损失年为7031万人年,占心脑血管疾病导致伤残调整寿命损失年的27.6%。研究显示,增加全谷物的摄入,有利于降低心脑血管疾病的发病率和死亡率。研究显示,全谷物摄入100g/天的人群的冠心病的发病风险和死亡风险下降17%~35%,脑卒中的发病风险和死亡风险下降3%~14%。

将未达到每日摄入全谷物定义为全谷物摄入不足。纳入全谷物摄入状况调查的人群有43351名,其中,全谷物摄入不足者有33994名,检出率为78.4%(78.0%~78.8%)[全国为72.0%(71.9%~72.0%)],标化率为82.2%(81.9%~82.6%)[全国为72.6%(72.5%~72.7%)]。

不同人群亚组间,全谷物摄入不足的检出率随着年龄的增加而降低,男性与女性持平,随着收入水平的升高,全谷物摄入不足的检出率呈升高的趋势,受教育程度为小学及以下和大学及以上人群的检出率较高,城市高于农村(表3.9,图3.8)。

表3.9 浙江省高危筛查项目各类人群中的全谷物摄入不足的比例

因素		总人数	摄入不足人数	%(95%CI)	标化%(95%CI)
年龄	35~44	4881	3963	81.2(80.1~82.3)	79.9(79.3~80.5)
	45~54	12640	9642	76.3(75.5~77.0)	84.0(83.3~84.7)
	55~64	14048	10959	78.0(77.3~78.7)	83.8(83.0~84.5)
	65~75	11782	9430	80.0(79.3~80.8)	83.9(82.9~85)
性别	男性	18382	14376	78.2(77.6~78.8)	81.2(80.7~81.7)
	女性	24969	19618	78.6(78.1~79.1)	83.3(82.8~83.8)
家庭年收入(元)	<10000	3057	2420	79.2(77.7~80.6)	80.5(78.7~82.3)
	10000~50000	20500	15696	76.6(76~77.1)	80.6(80.0~81.3)
	>50000	14272	11946	83.7(83.1~84.3)	85.2(84.7~85.6)
教育	小学及以下	24870	19898	80(79.5~80.5)	84.6(84.0~85.2)
	初中	12230	9290	76(75.2~76.7)	80.8(80.2~81.5)
	高中	1983	1474	74.3(72.3~76.2)	73.6(71.8~75.3)
	大学及以上	1468	1195	81.4(79.3~83.4)	81.8(80.8~82.8)

续表

因素		总人数	摄入不足人数	%(95%CI)	标化%(95%CI)
城乡	城市	10684	8606	80.6(79.8~81.3)	85.0(84.4~85.6)
	农村	32667	25388	77.7(77.3~78.2)	81.1(80.6~81.5)

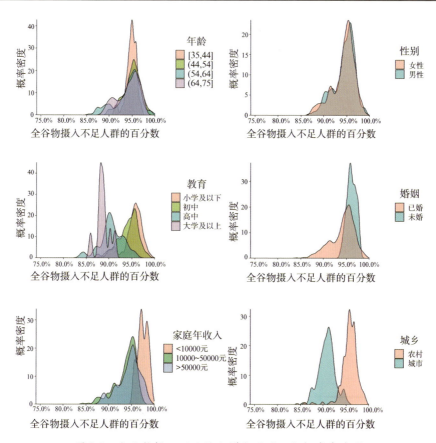

图 3.8 全谷物摄入不足的人群分层后亚组概率密度图

不同项目点间,年龄性别标化的全谷物摄入不足的检出率最高的为嘉兴平湖[94.7%(94.1%~95.3%)]和衢州开化[92.4%(91.6%~93.1%)],最低的是绍兴诸暨[44.8%(42.7%~46.8%)]和杭州临安[29.4%(27.4%~31.4%)]。不同区县项目点间的检出率从最低29.4%(27.4%~31.4%)到最高94.7%(94.1%~95.3%),相差可达3倍(表3.10,图3.9)。

表3.10 浙江省高危筛查项目各项目点全谷物摄入不足的检出率

各项目点	调查人数	摄入不足的人数	标化%(95%CI)
丽水庆元	4307	3439	80.1(78.4~81.7)
绍兴诸暨	4192	2562	44.8(42.7~46.8)
杭州临安	3812	1391	29.4(27.4~31.4)
台州玉环	4227	3756	88.4(87.0~89.7)
金华义乌	4404	3246	78.1(76.4~79.7)
湖州安吉	7421	6154	83.2(82.2~84.2)
宁波江北	3437	2907	87.2(86.2~88.1)
嘉兴平湖	3642	3449	94.7(94.1~95.3)
温州瓯海	2843	2453	86.2(85.2~87.1)
衢州开化	2859	2701	92.4(91.6~93.1)
舟山嵊泗	2207	1936	87.3(86.4~88.2)

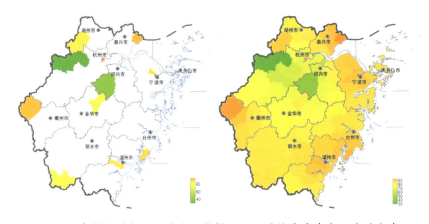

图3.9 年龄性别标化后的全谷物摄入不足的检出率在浙江省的分布

多因素模型中,年龄、城乡间、教育水平间全谷物摄入不足的检出率仍存在差异,说明这些因素是全谷物摄入水平的独立影响因素。性别、职业、婚姻状况、不同的收入水平、有无医保对全谷物摄入水平没有显著的影响。

3.5.2　水果摄入不足

水果是维生素、矿物质、膳食纤维和植物化学物的重要来源,对降低慢性病的发病风险和死亡风险具有重要作用。中国膳食指南推荐每天吃水果,每天摄入 200~350g 的新鲜水果。在全球疾病负担研究中,归因为水果摄入不足的心脑血管疾病的死亡人数为 204 万人,占心脑血管疾病死亡人数的 21.5%;伤残调整寿命损失年为 5214 万人年,占心脑血管疾病导致伤残调整寿命损失年的 20.5%;多吃水果有助于降低心脑血管疾病的发病风险和全因死亡风险。研究显示,相比于很少食用或不食用水果,每天食用水果 300g 可显著降低冠心病、缺血性脑卒中和出血性脑卒中的发病风险与死亡风险,相对风险值分别降低 7%~15%、5%~22% 和11%~26%。

将未达到每日摄入水果定义为水果摄入不足。纳入水果摄入状况调查的人群有 43351 名,其中,水果摄入不足者有 30443 名,检出率为 70.2%(69.8%~70.7%)[全国为 57.9%(57.8%~57.9%)],标化率为 68.0%(67.6%~68.5%)[全国为 55.8%(55.7%~55.8%)]。

不同人群亚组间,水果摄入不足的检出率随着年龄的增加而升高,男性高于女性,随着收入水平及受教育程度的降低,水果摄入不足的检出率呈现升高的趋势,农村高于城市(表 3.11,图 3.10)。

表3.11　浙江省高危筛查项目各类人群中的水果摄入不足的检出率

因素		总人数	摄入不足人数	%(95%CI)	标化%(95%CI)
年龄	35~44	4881	3507	71.9(70.6~73.1)	63.1(62.4~63.9)
	45~54	12640	8729	69.1(68.2~69.9)	70.6(69.8~71.5)
	55~64	14048	9754	69.4(68.7~70.2)	71.6(70.6~72.5)
	65~75	11782	8453	71.7(70.9~72.6)	73.9(72.7~75.1)
性别	男性	18382	13157	71.6(70.9~72.2)	69.3(68.7~69.9)
	女性	24969	17286	69.2(68.7~69.8)	66.8(66.2~67.4)

续表

因素		总人数	摄入不足人数	%（95%CI）	标化%（95%CI）
家庭年收入（元）	<10000	3057	2232	73.0（71.4~74.6）	74.8（72.7~76.7）
	10000~50000	20500	14526	70.9（70.2~71.5）	71.0（70.3~71.8）
	>50000	14272	10146	71.1（70.3~71.8）	66.6（65.9~67.2）
教育	小学及以下	24870	18339	73.7（73.2~74.3）	76.2（75.5~76.8）
	初中	12230	8042	65.8（64.9~66.6）	67.6（66.8~68.3）
	高中	1983	1357	68.4（66.3~70.5）	62.5（60.5~64.4）
	大学及以上	1468	936	63.8（61.2~66.2）	52.0（50.7~53.3）
城乡	城市	10684	6841	64.0（63.1~64.9）	64.7（63.9~65.6）
	农村	32667	23602	72.3（71.8~72.7）	69.5（68.9~70.0）

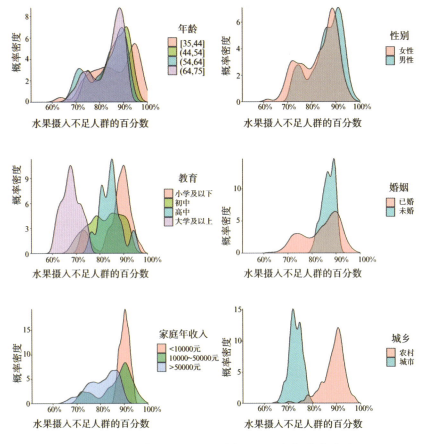

图3.10　水果摄入不足的人群分层后亚组概率密度图

不同项目点间,年龄性别标化的水果摄入不足的检出率最高的为丽水庆元[85.2%(83.7%~86.6%)]和台州玉环[83.5%(81.9%~85.0%)],最低的是绍兴诸暨[41.5%(39.5%~43.6%)]和杭州临安[27.1%(25.2%~29.1%)]。不同区县项目点间的检出率从最低27.1%(25.2%~29.1%)到最高85.2%(83.7%~86.6%),相差可达近3倍(表3.12,图3.11)。

表3.12 浙江省高危筛查项目各项目点水果摄入不足的检出率

各项目点	调查人数	摄入不足人数	标化%(95%CI)
丽水庆元	4307	3633	85.2(83.7~86.6)
绍兴诸暨	4192	2318	41.5(39.5~43.6)
杭州临安	3812	1386	27.1(25.2~29.1)
台州玉环	4227	3649	83.5(81.9~85.0)
金华义乌	4404	2713	65.8(63.9~67.7)
湖州安吉	7421	5825	78.6(77.5~79.7)
宁波江北	3437	2148	62.6(61.3~63.9)
嘉兴平湖	3642	3049	82.0(80.9~83.0)
温州瓯海	2843	1980	66.3(65.0~67.6)
衢州开化	2859	2296	74.3(73.1~75.5)
舟山渔泗	2207	1446	58.7(57.4~60.1)

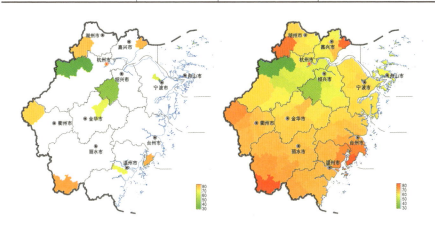

图3.11 年龄性别标化后的水果摄入不足的检出率在浙江省的分布

多因素模型中,性别、教育水平、不同的收入水平、职业、有无医保的水果摄入不足的检出率仍存在差异,说明这些因素是水果摄入水平的独立影响因素,年龄、城乡间、婚姻状况对水果摄入水平没有显著的影响。

3.5.3　蔬菜摄入不足

蔬菜是维生素、矿物质、膳食纤维和植物化学物的重要来源,对降低慢性病的发病风险和死亡风险具有重要作用。中国居民膳食指南提倡餐餐有蔬菜,每天摄入300~500g,深色蔬菜应占1/2。2012年,我国居民新鲜人均摄入量为269g/(标准人·天),低于推荐值,且以浅色蔬菜为主。在全球疾病负担研究中,归因为蔬菜摄入不足的心脑血管疾病的死亡人数为144万人,占心脑血管疾病死亡人数的13.4%;伤残调整寿命损失年为3421万人年,占因心脑血管疾病导致伤残调整寿命损失年的15.4%;多吃蔬菜有助于降低心脑血管疾病的发病风险和全因死亡风险。研究显示,相比于很少食用或不食用蔬菜,每天食用蔬菜300g可显著降低冠心病、缺血性脑卒中和出血性脑卒中的发病风险与死亡风险,相对风险值分别降低9%~20%、3%~14%和7%~18%。

将未达到每日摄入蔬菜量定义为蔬菜摄入不足。纳入蔬菜摄入状况调查的人群有43351名,其中,蔬菜摄入不足者有14795名,检出率为34.1%(33.7%~34.6%)[全国为26.7%(26.6%~26.7%)],标化率为37.0%(36.5%~37.4%)[全国为26.2%(26.2%~26.3%)]。

不同人群亚组间,蔬菜摄入不足的检出率在不同年龄组间的差异较小,男性高于女性,随收入水平及受教育程度的降低,蔬菜摄入不足的检出率呈升高的趋势,农村高于城市(表3.13,图3.12)。

不同项目点间,年龄性别标化的蔬菜摄入不足的检出率最高的为嘉兴平湖[53.1%(51.7%~54.4%)]和丽水庆元[51.7%(49.6%~53.7%)],最低的是杭州临安[6.5%(5.5%~7.7%)]和绍兴诸暨[6.2%(5.2%~7.3%)]。不同区县项目点间的检出率从最低6.5%(5.5%~7.7%)到最高53.1%(51.7%~54.4%),相差可达近9倍(表3.14,图3.13)。

表3.13　浙江省高危筛查项目各类人群中的蔬菜摄入不足的检出率

因素		总人数	摄入不足人数	%(95%CI)	标化%(95%CI)
年龄	35~44	4881	1858	38.1(36.7~39.4)	35.7(35.0~36.4)
	45~54	12640	4494	35.6(34.7~36.4)	40.1(39.2~41.1)
	55~64	14048	4638	33.0(32.2~33.8)	36.6(35.6~37.6)
	65~75	11782	3805	32.3(31.5~33.1)	34.7(33.4~36.1)
性别	男性	18382	6452	35.1(34.4~35.8)	37.6(36.9~38.2)
	女性	24969	8343	33.4(32.8~34.0)	36.3(35.7~37.0)
家庭年收入(元)	<10000	3057	1125	36.8(35.1~38.5)	36.7(34.5~38.9)
	10000~50000	20500	7158	34.9(34.3~35.6)	39.2(38.4~40.0)
	>50000	14272	4818	33.8(33.0~34.5)	36.3(35.7~37.0)
教育	小学及以下	24870	8957	36.0(35.4~36.6)	40.7(39.9~41.5)
	初中	12230	3909	32.0(31.1~32.8)	38.0(37.2~38.7)
	高中	1983	644	32.5(30.4~34.6)	30.7(28.8~32.5)
	大学及以上	1468	482	32.8(30.4~35.3)	30.7(29.6~32.0)
城乡	城市	10684	3398	31.8(30.9~32.7)	36.0(35.1~36.8)
	农村	32667	11397	34.9(34.4~35.4)	37.4(36.8~37.9)

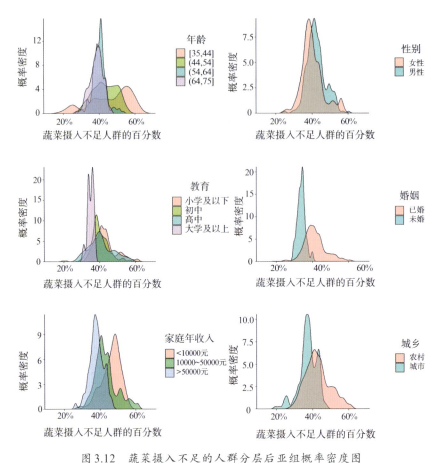

图 3.12 蔬菜摄入不足的人群分层后亚组概率密度图

表3.14 浙江省高危筛查项目各项目点蔬菜摄入不足的检出率

各项目点	调查人数	摄入不足人数	标化%（95%CI）
丽水庆元	4307	2155	51.7（49.6~53.7）
绍兴诸暨	4192	351	6.2（5.2~7.3）
杭州临安	3812	365	6.5（5.5~7.7）
台州玉环	4227	1846	43.9（41.9~46.0）
金华义乌	4404	803	15.2（13.8~16.7）
湖州安吉	7421	3228	45.1（43.8~46.5）
宁波江北	3437	1646	48.0（46.6~49.4）
嘉兴平湖	3642	1707	53.1（51.7~54.4）

续表

各项目点	调查人数	摄入不足人数	标化%(95%CI)
温州瓯海	2843	949	34.2(32.9~35.5)
衢州开化	2859	1179	41.2(39.9~42.6)
舟山嵊泗	2207	566	26.6(25.4~27.8)

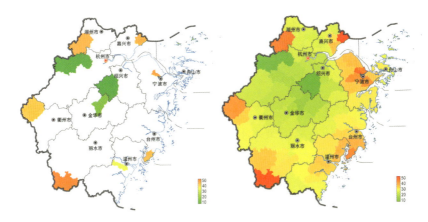

图 3.13　年龄性别标化后的蔬菜摄入不足的检出率在浙江省的分布

多因素模型中,年龄、性别、职业、不同的教育水平、不同的收入水平间的蔬菜摄入不足的检出率仍存在差异,说明这些因素是蔬菜摄入水平的独立影响因素,婚姻状况、城乡、有无医保对蔬菜摄入水平没有显著的影响。

3.5.4　豆类摄入不足

豆类食物中富含蛋白质、膳食纤维、钾、钙等营养素,对降低慢性病的发病风险和死亡风险具有重要作用。中国居民膳食指南提倡经常食用豆制品,每天食用大豆25g以上。2012年,我国居民豆类和豆制品的摄入量为14.2g/(标准人·天),均处于较低的水平。在全球疾病负担研究中,归因于豆类摄入不足的心脑血管疾病死亡人数为53万人,占心脑血管疾病死亡人数的5.6%;伤残调整寿命损失年为1099万人年,占因心脑血管疾病导致伤残调整寿命损失年的4.3%。多吃豆类有助于降低心脑血管疾病的发病风险和全因死亡风险。研究显示,相比于很少食用或不食用豆类,每天食用豆类50g可显著降低冠心病的发病风险和死亡风险,相对风险值降低8%~18%。

将每周摄入豆类<4天定义为豆类摄入不足。纳入豆类摄入状况调查的人群有43351名,其中,豆类摄入不足者有29041名,检出率为67.0%(66.5%~67.4%)[全国为64.5%(64.5%~64.6%)],标化率为67.4%(66.9%~67.8%)[全国为64.0%(63.9%~64.1%)]。

不同人群亚组间,豆类摄入不足的检出率随年龄的增加而增加,女性高于男性,中低收入水平的检出率较高,随着受教育水平的降低,检出率呈升高的趋势,农村高于城市(表3.15,图3.14)。

表3.15 浙江省高危筛查项目各类人群中的豆类摄入不足的检出率

因素		总人数	摄入不足人数	%(95%CI)	标化%(95%CI)
年龄	35~44	4881	3350	68.6(67.3~69.9)	64.5(63.8~65.2)
	45~54	12640	8276	65.5(64.6~66.3)	68.4(67.5~69.2)
	55~64	14048	9371	66.7(65.9~67.5)	69.7(68.7~70.7)
	65~75	11782	8044	68.3(67.4~69.1)	71.2(69.9~72.5)
性别	男性	18382	12197	66.4(65.7~67.0)	65.8(65.2~66.5)
	女性	24969	16844	67.5(66.9~68.0)	68.9(68.3~69.6)
家庭年收入(元)	<10000	3057	13449	65.6(65.0~66.3)	66.9(66.2~67.7)
	10000~50000	20500	10202	71.5(70.7~72.2)	68.5(67.9~69.1)
	>50000	14272	3328	60.3(59~61.6)	63.4(62.0~64.8)
教育	小学及以下	24870	17171	69.0(68.5~69.6)	70.7(70.0~71.4)
	初中	12230	7766	63.5(62.6~64.4)	67.4(66.7~68.2)
	高中	1983	1332	67.2(65.1~69.2)	63.7(61.8~65.6)
	大学及以上	1468	975	66.4(63.9~68.8)	59.7(58.4~61.0)
城乡	城市	10684	6954	65.1(64.2~66.0)	64.3(63.5~65.2)
	农村	32667	22087	67.6(67.1~68.1)	68.6(68.1~69.2)

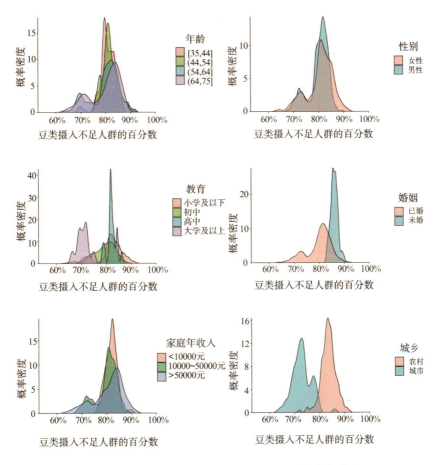

图 3.14　豆类摄入不足的人群分层后亚组概率密度图

　　不同项目点间,年龄性别标化的豆类摄入不足的检出率最高的为台州玉环[85.7%(84.2%~87.1%)]和嘉兴平湖[84.5%(83.5%~85.5%)],最低的是绍兴诸暨[40.5%(38.5%~42.6%)]和杭州临安[27.6%(25.7%~29.6%)]。不同区县项目点间的检出率从最低27.6%(25.7%~29.6%)到最高85.7%(84.2%~87.1%),相差可达3倍(表3.16,图3.15)。

表3.16 浙江省高危筛查项目各项目点豆类摄入不足的检出率

各项目点	调查人数	摄入不足人数	标化%（95%CI）
丽水庆元	4307	2923	68.4(66.5~70.3)
绍兴诸暨	4192	2257	40.5(38.5~42.6)
杭州临安	3812	1289	27.6(25.7~29.6)
台州玉环	4227	3675	85.7(84.2~87.1)
金华义乌	4404	3018	74.3(72.5~76.0)
湖州安吉	7421	4862	65.6(64.3~66.9)
宁波江北	3437	1917	55.5(54.1~56.9)
嘉兴平湖	3642	3119	84.5(83.5~85.5)
温州瓯海	2843	2019	68.3(67.0~69.6)
衢州开化	2859	2283	72.6(71.3~73.8)
舟山涠泗	2207	1679	72.8(71.6~74.0)

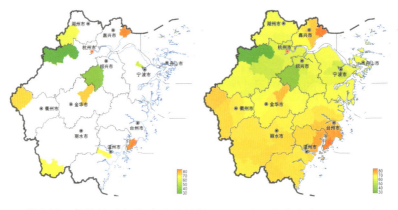

图3.15 年龄性别标化后的豆类摄入不足的检出率在浙江省的分布

多因素模型中，职业、不同的教育水平、不同的收入水平间的豆类摄入不足的检出率仍存在差异，说明这些因素是豆类摄入水平的独立影响因素，年龄、性别、城乡、婚姻状况、有无医保对豆类摄入水平没有显著的影响。

3.5.5 畜肉摄入过多

畜肉(猪肉、牛肉、羊肉)中的脂肪含量较高,且多为饱和脂肪酸。畜肉摄入过多是心脑血管疾病的重要的危险因素。中国居民膳食指南建议,每天摄入畜禽类40~75g,畜肉(如猪肉、牛肉、羊肉)的摄入量不宜过多。在全球疾病负担研究中,归因于以畜肉为主的加工肉类摄入过多的心脑血管疾病的死亡人数为11万人,占心脑血管疾病死亡人数的1.13%;伤残调整寿命损失年为3237万人年,占因心脑血管疾病导致伤残调整寿命损失年的0.89%;多项前瞻性队列研究的荟萃分析显示,畜肉摄入与心血管代谢疾病、全因死亡风险增加存在关联,适量控制畜肉的摄入量有助于降低心脑血管疾病的发病风险和全因死亡风险,相比于很少食用或不食用畜肉者,每天食用畜肉100g,其冠心病、缺血性脑卒中和出血性脑卒中的发病风险和死亡风险显著上升,相对风险值分别增加13%~34%、12%~72%和15%~43%。

将每周摄入畜肉定义为畜肉摄入过多。纳入畜肉摄入状况调查的人群有43351名,其中,畜肉摄入过多者有27868名,检出率为64.3%(63.8%~64.7%)[全国为58.5%(58.5%~58.6%)],标化率为69.3%(68.8%~69.7%)[全国为59.9%(59.8%~60.0%)]。

不同人群亚组间,畜肉摄入过多的检出率随年龄的增加而下降,男性高于女性,随着收入水平和受教育水平的升高,检出率呈升高的趋势,城市高于农村(表3.17,图3.16)。

表3.17　浙江省高危筛查项目各类人群中的畜肉摄入过多的检出率

	因素	总人数	摄入过多人数	%(95%CI)	标化%(95%CI)
年龄	35~44	4881	3206	65.7(64.3~67.0)	68.5(67.8~69.2)
	45~54	12640	7908	62.6(61.7~63.4)	71.1(70.2~71.9)
	55~64	14048	9124	64.9(64.2~65.7)	70.0(69~70.9)
	65~75	11782	7630	64.8(63.9~65.6)	67.0(65.6~68.3)
性别	男性	18382	12155	66.1(65.4~66.8)	70.3(69.7~70.9)
	女性	24969	15713	62.9(62.3~63.5)	68.3(67.6~68.9)

续表

因素		总人数	摄入过多人数	%(95%CI)	标化%(95%CI)
家庭年收入(元)	<10000	3057	1959	64.1(62.4~65.8)	65.2(63.0~67.3)
	10000~50000	20500	12301	60.0(59.3~60.7)	64.1(63.4~64.9)
	>50000	14272	10289	72.1(71.3~72.8)	74.6(74.0~75.2)
教育	小学及以下	24870	15968	64.2(63.6~64.8)	68.6(67.9~69.3)
	初中	12230	7816	63.9(63.0~64.8)	68.7(67.9~69.4)
	高中	1983	1292	65.2(63.0~67.3)	65.6(63.7~67.5)
	大学及以上	1468	1121	76.4(74.1~78.5)	76.9(75.8~78.0)
城乡	城市	10684	7743	72.5(71.6~73.3)	80.6(79.9~81.3)
	农村	32667	20125	61.6(61.1~62.1)	64.5(63.9~65.0)

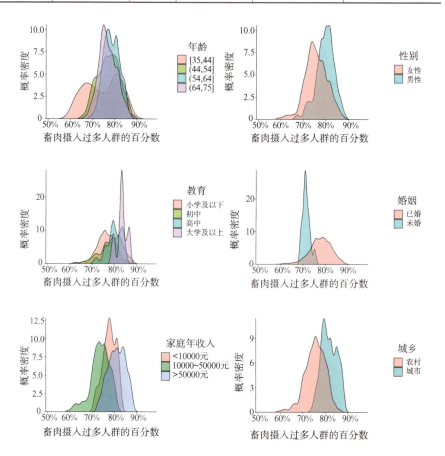

图 3.16 畜肉摄入过多的人群分层后亚组概率密度图

不同项目点间,年龄性别标化的畜肉摄入过多的检出率最高的为宁波江北[87.8%(86.9%~88.7%)]和嘉兴平湖[84.0%(83.0%~85.0%)],最低的是绍兴诸暨[38.7%(36.7%~40.7%)]和杭州临安[24.0%(22.1%~25.9%)]。不同区县项目点间的检出率从最低24.0%(22.1%~25.9%)到最高87.8%(86.9%~88.7%),相差可达近3.7倍(表3.18,图3.17)。

表3.18　浙江省高危筛查项目各项目点的畜肉摄入过多的检出率

各项目点	调查人数	摄入过多的人数	标化%(95%CI)
丽水庆元	4307	2131	50.2(48.1~52.2)
绍兴诸暨	4192	2279	38.7(36.7~40.7)
杭州临安	3812	1098	24.0(22.1~25.9)
台州玉环	4227	3019	70.9(68.9~72.7)
金华义乌	4404	2520	61.5(59.6~63.4)
湖州安吉	7421	5614	76.3(75.1~77.4)
宁波江北	3437	2934	87.8(86.9~88.7)
嘉兴平湖	3642	3028	84.0(83.0~85.0)
温州瓯海	2843	2289	82.9(81.9~84.0)
衢州开化	2859	1683	62.3(61.0~63.6)
舟山泗泗	2207	1273	65.7(64.4~67.0)

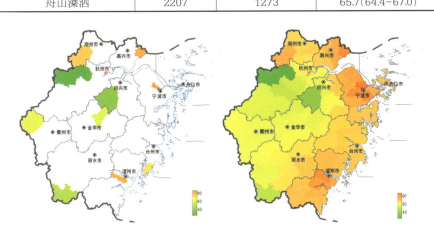

图3.17　年龄性别标化后的畜肉摄入过多的检出率在浙江省的分布

多因素模型中,年龄、性别、城乡、民族、职业、婚姻状况、不同的教育水平、不同的收入水平间的畜肉摄入过多的检出率仍存在差异,说明这些是畜肉摄入水平的独立影响因素,有无医保对畜肉的摄入水平没有显著的影响。

3.6　缺乏体力活动

体力活动不足是心脑血管疾病重要的危险因素。体力活动不足不仅增加肥胖、高血压、血脂异常和血糖升高的风险,还可以独立增加心脑血管疾病的发病风险和死亡风险。据估计,2013年中国居民由于身体活动不足导致的医疗花费近48.6亿美元[①],占全球的10.0%。研究显示,体力活动不足人群与体力活动充足人群相比,其主要的心脑血管疾病发病的相对风险增加30%,坚持有规律的身体活动可以改善心肺功能、增加肌肉强度,并可在各年龄组人群中减少20%~30%的全因死亡。每天增加4份代谢当量的体力活动,可降低9%的心脑血管疾病的发病风险和12%的心脑血管疾病的死亡风险。WHO推荐健康成年人每周进行至少150min中等强度或至少75min高强度的有氧身体活动,或相当量的两种强度活动的组合,坚持中高活动强度的体力活动,便可降低心脑血管疾病的风险,并在一定的范围内随着运动量的增加而增加。

将每周累计的中等强度有氧运动不足150min(或高强度有氧运动不足75min)定义为缺乏体力活动。纳入体力活动调查的人群有43351名,其中,缺乏体力活动者有37855名,检出率为87.3%(87.0%~87.6%)[全国为79.0%(78.9%~79.1%)],标化率为85.6%(85.2%~85.9%)[全国为80.9%(80.9%~81.0%)]。

---

① 1美元≈7.1698人民币。

不同人群亚组间,缺乏体力活动的检出率随年龄的增加而降低,男性高于女性。随着收入水平和受教育水平的下降,检出率呈现升高的趋势,农村高于城市(表3.19,图3.18)。

不同项目点间,年龄性别标化的缺乏体力活动的检出率最高的为杭州临安[97.0%(96.1%~97.7%)]和绍兴诸暨[94.8%(93.8%~95.7%)],最低的是温州瓯海[83.1%(82.0%~84.1%)]和舟山嵊泗[77.9%(76.7%~79.0%)]。不同区县项目点间的检出率从最低77.9%(76.7%~79.0%)到最高97.0%(96.1%~97.7%)(表3.20,图3.19),普遍在很高的水平。

表3.19　浙江省高危筛查项目各类人群中的缺乏体力活动的检出率

因素		总人数	摄入不足的人数	%(95%CI)	标化%(95%CI)
年龄	35~44	4881	4311	88.3(87.4~89.2)	87.1(86.6~87.6)
	45~54	12640	11249	89.0(88.4~89.5)	85.2(84.6~85.9)
	55~64	14048	12206	86.9(86.3~87.4)	84.2(83.4~85.0)
	65~75	11782	10089	85.6(85.0~86.3)	83.1(82.0~84.2)
性别	男性	18382	16265	88.5(88.0~88.9)	86.8(86.3~87.3)
	女性	24969	21590	86.5(86.0~86.9)	84.3(83.8~84.8)
家庭年收入(元)	<10000	3057	2779	90.9(89.8~91.9)	89.0(87.5~90.4)
	10000~50000	20500	18322	89.4(88.9~89.8)	88.0(87.5~88.5)
	>50000	14272	11857	83.1(82.5~83.7)	82.8(82.3~83.3)
教育	小学及以下	24870	22103	88.9(88.5~89.3)	88.3(87.8~88.8)
	初中	12230	10643	87.0(86.4~87.6)	86.0(85.4~86.5)
	高中	1983	1713	86.4(84.8~87.9)	88.6(87.2~89.8)
	大学及以上	1468	1154	78.6(76.4~80.7)	80.3(79.3~81.3)
城乡	城市	10684	8658	81.0(80.3~81.8)	82.3(81.6~82.9)
	农村	32667	29197	89.4(89.0~89.7)	86.9(86.6~87.3)

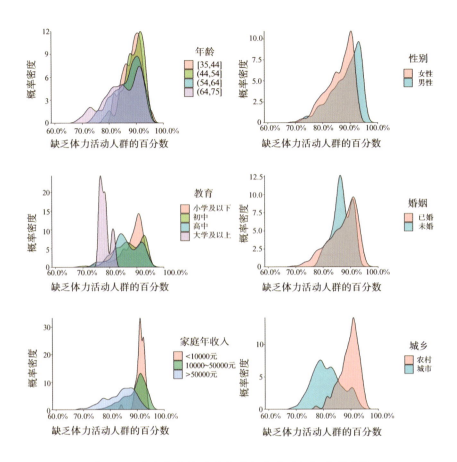

图 3.18　缺乏体力活动的人群分层后亚组概率密度图

表 3.20　浙江省高危筛查项目各项目点的缺乏体力活动的检出率

各项目点	调查人数	缺乏体力活动的人数	标化%(95%CI)
丽水庆元	4307	3878	91.3(90.1~92.4)
绍兴诸暨	4192	3964	94.8(93.8~95.7)
杭州临安	3812	3686	97.0(96.1~97.7)
台州玉环	4227	3767	88.9(87.6~90.2)
金华义乌	4404	3753	85.2(83.8~86.6)
湖州安吉	7421	6660	91.0(90.2~91.7)
宁波江北	3437	2704	83.1(82.0~84.1)

续表

各项目点	调查人数	缺乏体力活动的人数	标化%(95%CI)
嘉兴平湖	3642	3124	85.4(84.4~86.3)
温州瓯海	2843	2201	80.1(78.9~81.1)
衢州开化	2859	2474	83.4(82.4~84.5)
舟山嵊泗	2207	1644	77.9(76.7~79.0)

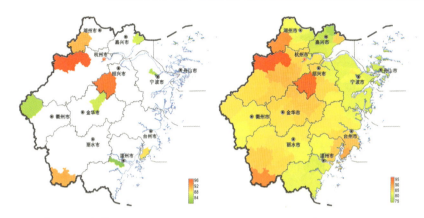

图 3.19　年龄性别标化后的缺乏体力活动的检出率在浙江省的分布

多因素模型中,年龄、性别、城乡、教育水平、职业、婚姻、收入水平间的体力活动不足的检出率仍存在差异,说明这些因素是缺乏体力活动的独立影响因素,有医保人群中体力活动不足的检出率较低。

3.7　血压升高

血压升高是心脑血管疾病最重要的危险因素。血压升高造成的疾病负担占总的疾病负担的9.3%,对冠心病和脑卒中疾病负担的归因危险百分比分别达到55.5%和54.4%。既往的研究已经结论性证明,收缩压每升高10mmHg,冠心病的发病风险和死亡风险增加30%~100%,脑卒中的风险增加20%~110%。另外,众多的大规模多中心临床试验也证实,降压治疗可以显著改善心脑血管疾病患者和高危人群的预后,收缩压每降低

10mmHg,可使主要的心脑血管疾病事件的发生风险降低20%、冠心病的发生风险降低17%、脑卒中的发生风险降低27%,同时还可降低13%的全因死亡率;高血压患者通过药物治疗,与收缩压维持130~134mmHg和140~144mmHg的患者来比较,收缩压维持在120~124mmHg,主要的心脑血管疾病的风险分别降低29%和42%,全因死亡风险分别降低27%和49%[34]。

调查时在静息状态下,如果连续两次座位血压测量收缩压≥140mmHg和/或舒张压≥90mmHg,即被定义为血压升高。纳入血压调查的人群有43351名,其中,血压升高者有21246名,检出率为49.0%(48.5%~49.5%)[全国为40.8%(40.7%~40.9%)],标化率为37.2%(36.8%~37.7%)[全国为33.9%(33.8%~34.0%)]。

不同人群亚组间,血压升高的检出率随年龄的增加而上升,男性高于女性,收入和教育水平较低的人群中,血压升高的检出率较高,农村高于城市(表3.21,图3.20)。

表3.21　浙江省高危筛查项目各类人群中的血压升高的检出率

因素		总人数	血压升高的人数	%(95%CI)	标化%(95%CI)
年龄	35~44	4881	1206	24.7(23.5~25.9)	23.0(22.4~23.6)
	45~54	12640	5009	39.6(38.8~40.5)	37.2(36.3~38.1)
	55~64	14048	7500	53.4(52.6~54.2)	51.8(50.7~52.8)
	65~75	11782	7531	63.9(63~64.8)	64.0(62.6~65.3)
性别	男性	18382	9506	51.7(51~52.4)	41.2(40.6~41.9)
	女性	24969	11740	47(46.4~47.6)	33.1(32.4~33.7)
家庭年收入(元)	<10000	3057	1745	57.1(55.3~58.8)	48.6(46.3~50.8)
	10000~50000	20500	10477	51.1(50.4~51.8)	41.9(41.1~42.7)
	>50000	14272	6300	44.1(43.3~45)	32.3(31.7~33.0)
教育	小学及以下	24870	13439	54(53.4~54.7)	46.9(46.1~47.7)
	初中	12230	5180	42.4(41.5~43.2)	34.5(33.7~35.3)
	高中	1983	823	41.5(39.3~43.7)	33.7(31.8~35.6)
	大学及以上	1468	437	29.8(27.4~32.2)	19.6(18.6~20.7)

续表

因素		总人数	血压升高的人数	%（95%CI）	标化%（95%CI）
城乡	城市	10684	5023	47（46.1~48.0）	36.8（36.0~37.7）
	农村	32667	16223	49.7（49.1~50.2）	37.4（36.8~37.9）

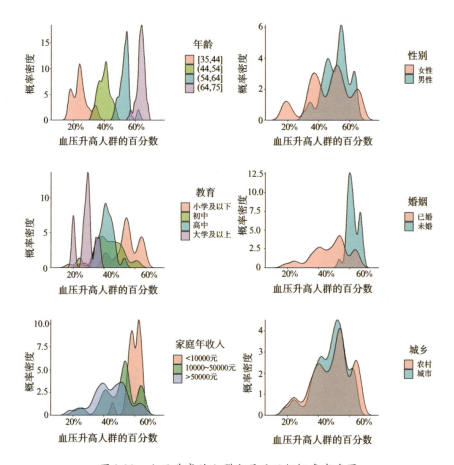

图 3.20 血压升高的人群分层后亚组概率密度图

不同项目点间,年龄性别标化后的血压升高的检出率最高的为湖州安吉[45.6%（44.3%~47.0%）]和嘉兴平湖[42.4%（41.0%~43.7%）],最低的是台州玉环[32.6%（30.6%~34.5%）]和杭州临安[29.3%（27.4%~31.4%）]。不同项目点间的检出率从最低 29.3%（27.4%~31.4%）到最高 45.6%

（44.3%~47.0%），相差10多个百分点（表3.22，图3.21）。

表3.22　浙江省高危筛查项目各项目点血压升高的检出率

各项目点	调查人数	血压升高的人数	标化%(95%CI)
丽水庆元	4307	1750	33.8(31.8~35.7)
绍兴诸暨	4192	2197	35.8(33.8~37.9)
杭州临安	3812	1743	29.3(27.4~31.4)
台州玉环	4227	2013	32.6(30.6~34.5)
金华义乌	4404	2050	36.1(34.2~38.0)
湖州安吉	7421	4087	45.6(44.3~47.0)
宁波江北	3437	1741	39.1(37.7~40.4)
嘉兴平湖	3642	1963	42.4(41.0~43.7)
温州瓯海	2843	1232	35.0(33.7~36.3)
衢州开化	2859	1389	35.2(33.8~36.5)
舟山嵊泗	2207	1081	33.9(32.6~35.1)

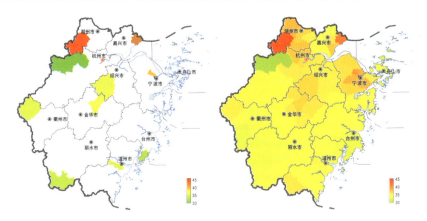

图3.21　年龄性别标化后的血压升高的检出率在浙江省的分布

多因素模型中，年龄、性别、教育水平、收入水平间的血压升高的检出率的差异仍然存在，说明这些因素是人群中血压升高的独立影响因素，而城乡、是否为农民、有无医保对血压升高的检出率没有显著的影响。

3.8 血糖升高

血糖升高是心脑血管疾病的重要危险因素。血糖升高造成的疾病负担占总的疾病负担的6.8%,对冠心病和脑卒中疾病负担的归因危险百分比分别达到25.5%和20.2%。既往的研究已经结论性证明,空腹血糖每升高1mmol/L,冠心病的发病风险和死亡风险增加20%~50%,脑卒中的发病风险和死亡风险增加10%~50%;高血糖可致早亡,人均损失寿命为5.4~6.8人年,高血糖前期与冠心病发病的风险增加16%、脑卒中的发病风险增加14%和全因死亡风险增加13%有关。另外,有研究显示,严格控制血糖可显著降低高血糖前期微血病变和延缓进展,糖化血红蛋白每下降1%可使高血糖相关终点发生风险和死亡风险下降21%。

参考世界卫生组织的标准和美国高血糖学会的标准,将空腹血糖≥7.0mmol/L(空腹:禁食、禁水至少8小时)和/或随机血糖≥11.1mmol/L定义为血糖升高。纳入血糖调查的人群有43351名,其中,血糖升高者有6574名,检出率为15.2%(14.8%~15.5%)[全国为16.3%(16.2%~16.3%)],标化率为11.0%(10.7%~11.3%)[全国为12.8%(12.7%~12.8%)]。

不同人群亚组间,血糖升高的检出率随年龄的上升,男性高于女性。收入较低和受教育水平较低的人群中,血糖升高的检出率较高,城市略高于农村(表3.23,图3.22)。

表3.23 浙江省高危筛查项目各类人群中的血糖升高的检出率

因素		总人数	血糖升高的人数	%(95%CI)	标化%(95%CI)
年龄	35~44	4881	294	6.0(5.4~6.7)	5.6(5.3~6.0)
	45~54	12640	1380	10.9(10.4~11.5)	10.4(9.8~10.9)
	55~64	14048	2483	17.7(17.0~18.3)	18.0(17.2~18.8)
	65~75	11782	2417	20.5(19.8~21.3)	20.1(19.0~21.3)

续表

因素		总人数	血糖升高的人数	%（95%CI）	标化%（95%CI）
性别	男性	18382	2861	15.6（15.0~16.1）	12.0（11.6~12.4）
	女性	24969	3713	14.9（14.4~15.3）	10.1（9.7~10.5）
家庭年收入（元）	<10000	3057	519	17.0（15.7~18.4）	12.4（10.9~13.9）
	10000~50000	20500	3280	16.0（15.5~16.5）	13.8（13.2~14.3）
	>50000	14272	2065	14.5（13.9~15.1）	12.0（11.6~12.4）
教育	小学及以下	24870	4180	16.8（16.3~17.3）	15.0（14.4~15.5）
	初中	12230	1553	12.7（12.1~13.3）	9.2（8.8~9.7）
	高中	1983	261	13.2（11.7~14.7）	10.1（8.9~11.3）
	大学及以上	1468	135	9.2（7.8~10.8）	4.6（4.0~5.1）
城乡	城市	10684	1743	16.3（15.6~17.0）	11.4（10.9~12.0）
	农村	32667	4831	14.8（14.4~15.2）	10.9（10.5~11.2）

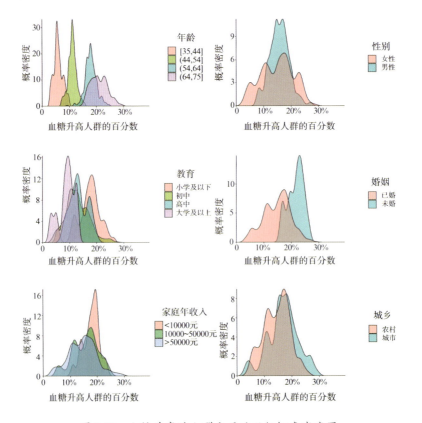

图3.22　血糖升高的人群分层后亚组概率密度图

不同项目点间,年龄性别标化后的血糖升高的检出率最高的为衢州开化[20.2%(19.1%~21.3%)]和宁波江北[15.5%(14.5%~16.5%)],最低的是嘉兴平湖[7.9%(7.2%~8.6%)]和舟山泗泗[5.9%(5.3%~6.5%)]。不同区县项目点间的检出率从最低 5.9%(5.3%~6.5%)到最高 20.2%(19.1%~21.3%),相差近14个百分点(表3.24,图3.23)。

表3.24　浙江省高危筛查项目各项目点血糖升高检出率

各项目点	调查人数	血糖升高人数	标化%(95% CI)
丽水庆元	4307	476	9.2(8.1~10.5)
绍兴诸暨	4192	743	11.6(10.3~13)
杭州临安	3812	467	9.3(8.1~10.7)
台州玉环	4227	795	13.0(11.7~14.5)
金华义乌	4404	601	10.0(8.8~11.2)
湖州安吉	7421	974	10.0(9.2~10.9)
宁波江北	3437	807	15.5(14.5~16.5)
嘉兴平湖	3642	424	7.9(7.2~8.6)
温州瓯海	2843	335	8.0(7.3~8.8)
衢州开化	2859	768	20.2(19.1~21.3)
舟山泗泗	2207	184	5.9(5.3~6.5)

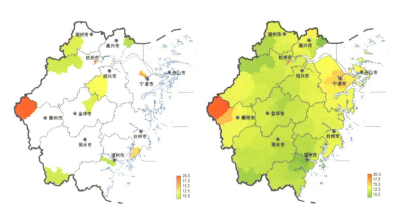

图 3.23　年龄性别标化后的血糖升高的检出率在浙江省的分布

多因素模型中,不同年龄存在血糖升高的检出率差异,说明年龄是血糖升高的独立影响因素,性别、职业、婚姻状况、教育水平、城乡、收入水平、有无医保对血糖升高的检出率没有显著的影响。

3.9 血脂异常

以总胆固醇（total cholesterol，TC）或低密度蛋白胆固醇（low-density lipoprotein cholesterol，LDL-C）水平升高为特点的血脂异常是心脑血管疾病重要的危险因素。低密度脂蛋白升高造成的疾病负担占总的疾病负担的3.9%，对冠心病和脑卒中疾病负担的归因危险百分比分别达到41.9%和9.6%；既往的研究已经结论性证明，低密度脂蛋白水平每升高1mmol/L，冠心病的发病风险和死亡风险增加3%~100%，缺血性脑卒中的发病风险和死亡风险增加1%~70%；有研究显示，使用降脂治疗后，低密度脂蛋白每下降1mmol/L，主要的心血管事件的相对风险下降20%，全因死亡风险下降10%。

参考2016年修订版的《中国成人血脂异常防治指南》，将血脂异常定义为总胆固醇升高（TC≥6.2mmol/L）和/或低密度脂蛋白胆固醇升高（LDL-C≥4.1mmol/L）。纳入血脂调查的人群有43351名，其中，血脂异常者有3891名，检出率为9.0%（8.7%~9.2%）[全国为7.9%（7.8%~7.9%）]，标化率为7.4%（7.2%~7.7%）[全国为6.3%]。

不同人群亚组间，血脂异常的检出率随年龄的增大而上升，男性低于女性，收入水平中间人群、受教育水平低（小学及以下）或高（大学及以上）人群的检出率较高[全国的为随着收入水平的升高及受教育水平的降低而升高]，农村略高于城市[全国的情况相反]（表3.25，图3.24）。

表3.25　浙江省高危筛查项目各类人群中的血脂异常的检出率

因素		总人数	血脂异常的人数	%（95%CI）	标化%（95%CI）
年龄	35~44	4881	240	4.9（4.3~5.6）	4.9（4.6~5.3）
	45~54	12640	1025	8.1（7.6~8.6）	7.9（7.4~8.4）
	55~64	14048	1463	10.4（9.9~10.9）	10.3（9.7~11.0）

续表

	因素	总人数	血脂异常的人数	%（95%CI）	标化%（95%CI）
年龄	65~75	11782	1163	9.9（9.3~10.4）	10.0（9.2~10.9）
性别	男性	18382	1136	6.2（5.8~6.5）	6.0（5.7~6.4）
	女性	24969	2755	11.0（10.6~11.4）	8.8（8.4~9.2）
家庭年收入（元）	<10000	3057	274	9.0（8.0~10.0）	7.8（6.6~9.1）
	10000~50000	20500	1930	9.4（9.0~9.8）	8.5（8.1~9.0）
	>50000	14272	1243	8.7（8.3~9.2）	6.9（6.6~7.3）
教育	小学及以下	24870	2311	9.3（8.9~9.7）	8.1（7.6~8.5）
	初中	12230	957	7.8（7.4~8.3）	6.2（5.8~6.6）
	高中	1983	151	7.6（6.5~8.9）	4.6（3.8~5.5）
	大学及以上	1468	151	10.3（8.8~12.0）	8.4（7.7~9.2）
城乡	城市	10684	712	6.7（6.2~7.2）	6.4（5.9~6.8）
	农村	32667	3179	9.7（9.4~10.1）	7.8（7.5~8.1）

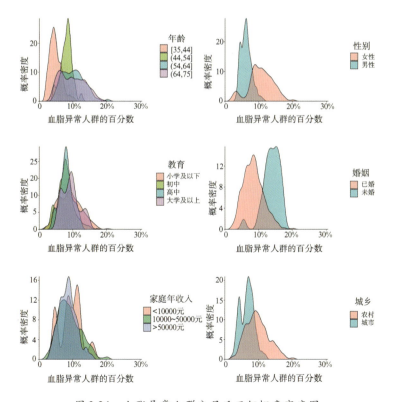

图 3.24　血脂异常人群分层后亚组概率密度图

　　不同项目点间,年龄性别标化的血脂异常的检出率最高的为舟山嵊泗[16.6%(15.6%~17.6%)]和台州玉环[9.9%(8.7%~11.2%)],最低的是嘉兴平湖[3.9%(3.4%~4.4%)]和金华义乌[3.1%(2.4%~3.8%)]。不同区县项目点间的检出率从最低3.1%(2.4%~3.8%)到最高16.6%(15.6%~17.6%),相差达5倍(表3.26,图3.25)。

表3.26　浙江省高危筛查项目各项目点血脂异常的检出率

各项目点	调查人数	血脂异常的人数	标化%（95%CI）
丽水庆元	4307	474	9.7(8.5~11.0)
绍兴诸暨	4192	377	6.6(5.6~7.7)
杭州临安	3812	345	5.7(4.7~6.7)
台州玉环	4227	617	9.9(8.7~11.2)
金华义乌	4404	202	3.1(2.4~3.8)
湖州安吉	7421	433	4.6(4.1~5.2)
宁波江北	3437	208	6.1(5.5~6.8)
嘉兴平湖	3642	205	3.9(3.4~4.4)
温州瓯海	2843	302	8.3(7.5~9.0)
衢州开化	2859	272	5.8(5.2~6.5)
舟山嵊泗	2207	456	16.6(15.6~17.6)

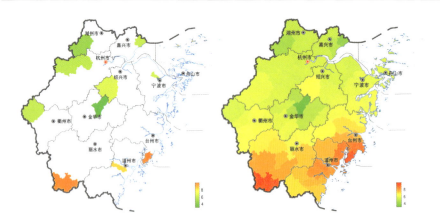

图3.25　年龄性别标化后的血脂异常的检出率在浙江省的分布

多因素模型中,年龄、性别、教育水平间的血脂异常的检出率差异仍然存在,说明这些因素是血脂异常的独立影响因素,城乡、收入水平、婚姻状况、有无医保对血脂异常的检出率没有显著的影响。

3.10 血压、血糖和血脂异常共病情况

共病是指同一患者的两种或两种以上的慢性病共存(WHO,2008,multi-morbidity)。共病患者的身体机能较差,影响生活质量,死亡风险增加,住院时间延长,治疗措施更复杂,可能存在相互矛盾的医疗措施,"高质量"的临床研究更多地基于单病种分学科专业。基于单病种研究的指南在基层落实存在难点,可能带来的过度诊断与治疗。高血压、高血糖和血脂异常是影响心血管病发生的最主要的风险之一。利用高危筛查项目数据,分析了35~75岁一般人群和心血管病高危人群的血脂异常、高血压和糖尿病共患的情况(表3.27,表3.28)。结果表明,在一般人群中18.63%患有两种及以上的疾病,而心血管病的高危人群中,患有两种及以上疾病的人群达37.26%。

表3.27 浙江省高危筛查项目的高血压、糖尿病和血脂异常的患病情况

患病情况	患病率(%)	
	一般人群	高危人群
单独高血压	37.15	50.21
单独糖尿病	3.90	0.79
单独血脂异常	3.24	7.06
高血压+糖尿病	10.64	16.13
高血压+血脂异常	5.19	14.05
糖尿病+血脂异常	0.59	1.24
三者均患	2.21	5.85

表3.28 浙江省高危筛查项目的高血压、糖尿病和血脂异常的共患情况

患病情况	患病率(%)	
	一般人群	高危人群
未患病	37.01	4.69
患一种疾病	44.37	58.05
两病共患	16.42	31.41
三病共患	2.21	5.85

另外,在心血管病高危人群中一部分已有心血管病史者的三病共患的患病率更高(表3.29)。

表3.29 卒中、冠心病与血脂异常、高血压和糖尿病的共患情况

患病情况	卒中病史(%)	冠心病病史(%)
未患病	13.20	7.62
患一种疾病	42.10	50.24
两病共患	35.65	33.68
三病共患	9.00	8.47

血脂异常、高血压和糖尿病共患率高的现状,给心血管一级预防和二级预防以及社区心血管病的防控研究与管理实践、诊疗模式、用药策略、医护团队及健康管理服务体系建设等方面,带来了新的挑战。

3.11 专题分析与讨论:危险因素的聚集特征和防控着眼点

心脑血管疾病的各种主要的危险因素并不是相互独立的,而是在由远(行为危险因素)及近(代谢危险因素)的因果链上彼此交织、相互作用(图3.26)。面对不同种类的危险因素,了解不同危险因素间的聚集性,即哪些危险因素在人群中往往一起出现,并有望同时被控制,以及这些危险因素集群的分布与地理特征有关,可以指导确定防控工作的重点、确

定具体的防控措施。为此,描述浙江省范围内 12 个危险因素分布特征的集群,比较心脑血管疾病的危险因素集群的地理分布特征,并分析自然环境和社会特征与危险因素集群流行水平的相关性,可以给浙江省因地制宜开展心脑血管疾病的防控工作提供一定的启迪。

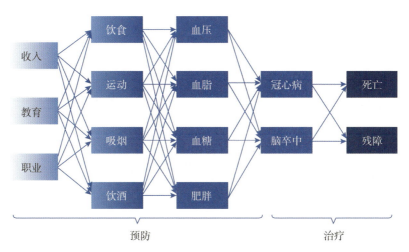

图 3.26 心脑血管疾病的因果链:从危险因素暴露健康预后

注:来源为 The world health report 2002 - Reducing Risks, Promoting Healthy Life。

利用高危筛查项目队列,通过因子分析发现了 6 个病理生理学意义较为明确、可作为针对性的干预靶点的危险因素集群:①"肥胖危险因素集群",在 BMI(身体质量指数)和腰围上的因子载荷均超过 0.9;②"血压危险因素集群",在收缩压和舒张压上的因子载荷均接近 0.9;③"主食危险因素集群",主要反映了全谷物和豆类的摄入不足;④"其他食物危险因素集群",主要包括了水果蔬菜摄入不足和畜肉的摄入过多;⑤"吸烟饮酒危险因素集群",在这两项危险因素上的因子载荷较高;⑥"代谢和体力活动危险因素集群",在血糖、血脂和体力活动上因子载荷较高。在总的变异当中,以上 6 个因子分别占 16.2%、13.6%、9.5%、8.8%、7.9% 和

7.4%。(图 3.27)

	肥胖因子	血压因子	主食因子	其他食物因子	吸烟饮酒因子	代谢和体力活动因子
收缩压	0.109	**0.896**	0.016	0.034	0.001	0.140
舒张压	0.162	**0.895**	-0.010	0.014	0.076	-0.025
总胆固醇	-0.083	0.107	0.132	-0.200	-0.114	**0.658**
空腹血糖	0.191	0.047	0.051	-0.012	0.129	**0.574**
BMI	**0.913**	0.145	-0.015	-0.019	-0.056	0.050
腰围	**0.916**	0.127	-0.031	-0.007	0.083	0.069
吸烟	0.056	-0.029	0.017	0.016	**0.782**	-0.105
饮酒	-0.030	0.096	0.015	-0.065	**0.766**	0.071
全谷物摄入	-0.014	-0.033	**0.784**	-0.064	0.015	-0.050
水果摄入	-0.041	0.083	0.471	**0.553**	0.176	0.088
蔬菜摄入	0.003	-0.043	-0.052	**0.791**	0.039	0.002
豆类摄入	-0.015	0.019	**0.760**	0.213	-0.025	0.042
红肉摄入	0.010	-0.051	-0.114	**-0.595**	0.150	0.049
体力活动水平	0.001	-0.045	-0.231	0.233	-0.082	**0.577**

图 3.27　主要的心脑血管疾病的危险因素聚类分析的结果

　　既往的研究往往只通过比较人群中每种危险因素检出率的乘积和多个危险因素共存的检出率来评价危险因素间是否存在聚集倾向[40]。而心血管病高危人群队列提供了这样的可能,通过基于主要的心脑血管疾病危险因素,确定了一系列具有病理生理学意义的危险因素集群,能更加明确地指出哪些危险因素在人群中往往同时存在,且有可能被一起控制。例如,吸烟和饮酒危险因素存在聚集倾向,可通过戒烟和控酒咨询门诊来加以干预。

　　综合以上分析可见:常见的心脑血管疾病的危险因素彼此聚集,在不同的项目点的分布上各有特点。这些地理分布的差异在一定的程度上与地区的自然环境和社会经济特征有关。首先,从全国范围来说,浙江省心脑血管疾病处于相对的低风险区域,但从危险因素流行来说也有本身的挑战。与全国心脑血管疾病的主要危险因素集群地理分布比较显示,浙江省在吸烟、饮酒、血压因素水平显示上高于全国集群分布。具体表现在浙江省在吸烟、饮酒相关因素方面居全国首位,血压相关因素上也高于华东其他地区,代谢和体力活动相关因素也呈现中度聚集(图 3.28)。

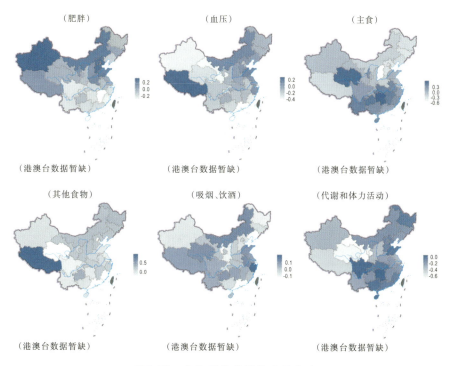

图 3.28 危险因素集群的地区分布

其次,从省内来说,针对六大心脑血管疾病的主要危险因素集群所做的浙江省地理分布分析发现,不同地区的危险因素集群存在明显的特征差异(图 3.29)。

全省 11 市高危筛查项目点具有区域代表性,地理特征明显,城乡分布均衡,社会经济特征鲜明,人群风险水平具有一定的代表性。省内 11 市有山区、平原和沿海地区等地域特征,在经济发展、地理地貌、食物资源等方面存在明显的地理和文化差异,都导致了危险因素集群分布的差异(图 3.30)。

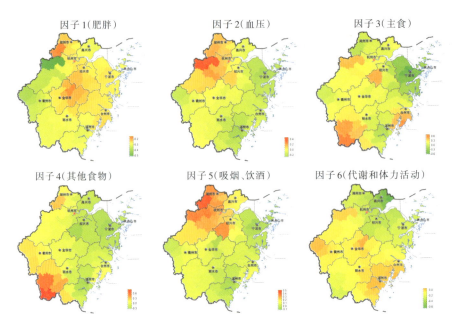

图 3.29　危险因素集群的浙江省各地区的分布

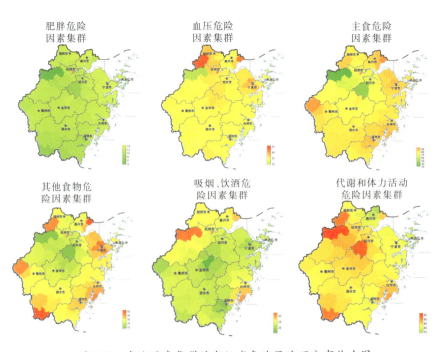

图 3.30　危险因素集群的浙江省各地区地理分布热力图

通过开展全省 11 个市项目点人群的筛查,为各市防控策略的制定提供了科学依据。综上调查数据,全省的心脑血管疾病的危险因素分析和防控政策的建议如下:第一,浙江省吸烟、饮酒相关因素聚集显著高于全国水平,分析显示主要为饮酒因素聚集显著高于全国水平,其中,最高的为湖州安吉、绍兴诸暨,其次为衢州开化、嘉兴平湖,饮酒相关危险因素显示中年、男性、已婚、农村、中高收入家庭和小学与初中较低的教育水平相关,进一步的防控策略需重点关注农村富裕人群的健康教育,提高低教育水平的人群的健康素养水平。第二,浙江省血压相关因素聚集水平较高,最高的为湖州安吉和嘉兴平湖,全省的水平相对较均匀,相差 10 个百分点,高血压的检出率与年龄增长和男性有关,农村高于城市,低收入、低教育水平的检出率较高。随着全省老龄化的进展,高血压的防控依然是浙江省心脑血管疾病防控的关键突破口,要重点加强农村低收入和低教育水平人群的高血压健康教育与防控管理。第三,代谢和体力活动危险因素集群分析显示浙江省血脂异常的检出率高于全国水平,最高的为舟山嵊泗、台州玉环,其次为丽水庆元和台州玉环,血脂异常的相关因素显示年龄增长、男性、中间收入和受教育水平呈现两头高,小学及以下或大学及以上的检出率高。全省的缺乏体力活动显著高于全国水平,其中,最高的为杭州临安、绍兴诸暨,全省都居于较高的水平,高位波动在 77.9%~97.0%,缺乏体力活动相关因素同样显示与年龄增长、男性、农村、低收入、低教育水平显著相关。代谢综合征是心脑血管疾病的重要的危险因素,心脑血管疾病的防控策略上必须强调血压、血脂、血糖的联合控制,同时,代谢因素与饮食和运动密切相关。目前,浙江省在血脂异常和缺乏体力活动等危险因素上均呈现高聚集,“三高共管”的防控策略迫在眉睫,必须尽快推动血脂异常的人群防控,在高血压、糖尿病为基础上的基层公共卫生管理上开展包括血脂管理的心脑血管疾病危险因素在内的"三高共管"。同时,全民健康生活方式应以健康运动为主导,加强健康宣教和健康示范,尤其是针对农村中低等收入和中低等教育水平人群的健康教育与健康管理。

第4章 疾病风险的防控现状

4.1 高血压

4.1.1 知晓率

纳入114345名高血压患者，其中，57942名患者知道自己被诊断过高血压，知晓率为50.7%（50.4%~51.0%）[全国为51.0%]，标化率为47.6%（47.2%~48.0%）[全国为47.6%]。

不同人群亚组间，高血压知晓率随年龄的上升而增加，女性高于男性。教育水平较低的人群中，高血压知晓率较高，城市高于农村（表4.1，图4.1）。

表4.1　浙江省高危筛查项目各类人群中的高血压知晓率

因素		总人数	知晓人数	%（95%CI）	标化%（95%CI）
年龄	35~44	5696	1495	26.2（25.1~27.4）	28.5（27.8~29.3）
	45~54	28247	11086	39.2（38.7~39.8）	43.2（42.5~43.9）
	55~64	42153	21923	52（51.5~52.5）	54.5（53.8~55.2）
	65~75	38249	23438	61.3（60.8~61.8）	63.8（62.9~64.6）
性别	男性	51569	24595	47.7（47.3~48.1）	45.2（44.6~45.7）
	女性	62776	33347	53.1（52.7~53.5）	50.7（50.1~51.2）

续表

因素		总人数	知晓人数	%（95%CI）	标化%（95%CI）
家庭年收入（元）	<10000	11236	5723	50.9（50.0~51.9）	46.3942（44.8~47.9）
	10000~50000	57439	29337	51.1（50.7~51.5）	48.1（47.5~48.7）
	>50000	29449	15392	52.3（51.7~52.8）	48.3（47.6~48.9）
教育	小学及以下	77548	40427	52.1（51.8~52.5）	50.1（49.6~50.7）
	初中	26458	12260	46.3（45.7~46.9）	43.8（43.1~44.5）
	高中	4722	2164	45.8（44.4~47.3）	43.6（41.9~45.3）
	大学及以上	1591	729	45.8（43.4~48.3）	40.5（38.9~42.1）
城乡	城市	26979	14645	54.3（53.7~54.9）	55.2（54.5~55.9）
	农村	87366	43297	49.6（49.2~49.9）	44.4（44.0~44.9）

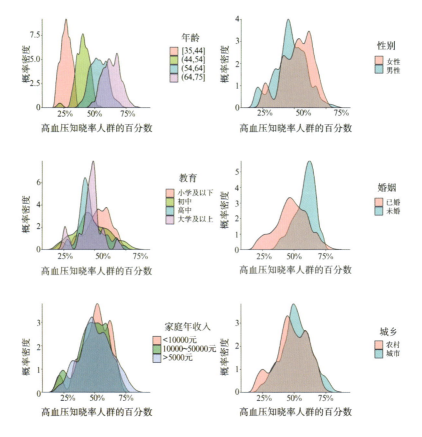

图4.1　高血压知晓率的人群分层后亚组概率密度图

不同项目点间,年龄性别标化的高血压知晓率最高的为宁波江北[69.0%(67.9%~70.1%)]和温州瓯海[56.7%(55.4%~58.1%)],最低的为丽水庆元[34.8%(33.5%~36.2%)]和湖州安吉[32.7%(31.5%~33.8%)]。不同区县项目点间的检出率从最低 32.7%(31.5%~33.8%)到最高 69.0%(67.9%~70.1%),相差可达 2 倍以上(表4.2,图4.2)。

表4.2 浙江省高危筛查项目各项目点的高血压知晓率

各项目点	总人数	知晓人数	%(95%CI)	标化%(95%CI)
丽水庆元	13049	5042	38.6(37.8~39.5)	34.8(33.5~36.2)
绍兴诸暨	18582	10042	54.0(53.3~54.8)	43.7(42.4~44.9)
杭州临安	16282	7139	43.8(43.1~44.6)	38.2(36.9~39.5)
台州玉环	16012	9189	57.4(56.6~58.2)	52.6(51.2~53.9)
金华义乌	17010	7437	43.7(43.0~44.5)	37.2(36.0~38.5)
湖州安吉	10232	3944	38.5(37.6~39.5)	32.7(31.5~33.8)
宁波江北	6228	4872	78.2(77.2~79.2)	69.0(67.9~70.1)
嘉兴平湖	5805	3516	60.6(59.3~61.8)	50.0(48.7~51.2)
温州瓯海	3741	2336	62.4(60.9~64.0)	56.7(55.4~58.1)
衢州开化	4040	2176	53.9(52.3~55.4)	46.6(45.3~48.0)
舟山嵊泗	3364	2249	66.9(65.2~68.4)	57.0(55.6~58.3)

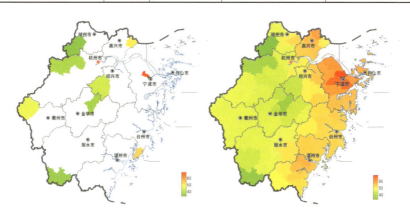

图4.2 年龄性别标化后的高血压知晓率在浙江省的分布

多因素模型中,年龄、性别、职业、地区、不同的教育水平、不同的收入水平间的高血压知晓率仍存在差异,说明这些因素是知晓率的独立影响因素,年龄大、男性、教育水平较低、非农业人群和有医保人群的高血压知晓率较高。

4.1.2 治疗率

纳入114345名高血压患者,有49129名在治疗高血压,治疗率为43.0%(42.7%~43.3%)[全国为41.4%],标化率为41.1%(40.7%~41.5%)[全国为38.4%]。

不同人群亚组间,高血压治疗率随年龄的上升而增幅明显,女性高于男性。收入较高人群的治疗率较高,教育水平为大学及以上人群的治疗率较低,城市高于农村(表4.3,图4.3)。

表4.3 浙江省高危筛查项目各类人群中的高血压治疗率

	因素	总人数	治疗人数	%(95%CI)	标化%(95%CI)
年龄	35~44	5696	1024	18.0(17.0~19.0)	22.2(21.5~22.9)
	45~54	28247	8809	31.2(30.6~31.7)	36.4(35.7~37.1)
	55~64	42153	18566	44.0(43.6~44.5)	48.1(47.3~48.8)
	65~75	38249	20730	54.2(53.7~54.7)	57.7(56.8~58.5)
性别	男性	51569	20519	39.8(39.4~40.2)	38.6(38.0~39.1)
	女性	62776	28610	45.6(45.2~46.0)	44.4(43.8~44.9)
家庭年收入(元)	<10000	11236	4723	42(41.1~43.0)	38.5(37.0~40.0)
	10000~50000	57439	24959	43.5(43.0~43.9)	41.5(40.9~42.1)
	>50000	29449	13498	45.8(45.3~46.4)	42.5(41.9~43.1)
教育	小学及以下	77548	34031	43.9(43.5~44.2)	42.8(42.3~43.4)
	初中	26458	10476	39.6(39.0~40.2)	38.3(37.7~39.0)
	高中	4722	1832	38.8(37.4~40.2)	37.5(35.9~39.2)
	大学及以上	1591	610	38.3(35.9~40.8)	33.7(32.2~35.3)
城乡	城市	26979	12296	45.6(45.0~46.2)	48.8(48.1~49.6)
	农村	87366	36833	42.2(41.8~42.5)	37.9(37.5~38.4)

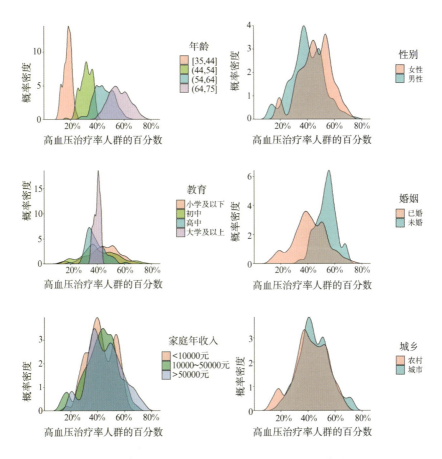

图 4.3　高血压治疗率的人群分层后亚组概率密度图

不同项目点间,年龄性别标化的高血压治疗率最高的为宁波江北[66.6%(65.5%~67.7%)]和舟山泗泗[52.0%(50.7%~53.4%)],最低的为金华义乌[26.4%(25.2%~27.5%)]和丽水庆元[22.6%(21.4%~23.8%)]。不同区县项目点间的检出率从最低22.6%(21.4%~23.8%)到最高66.6%(65.5%~67.7%),相差可达近3倍(表4.4,图4.4)。

表4.4　浙江省高危筛查项目各项目点的高血压治疗率

各项目点	总人数	治疗人数	%(95%CI)	标化%(95%CI)
丽水庆元	13049	3333	25.5(24.8~26.3)	22.6(21.4~23.8)
绍兴诸暨	18582	8982	48.3(47.6~49.1)	38.6(37.4~39.8)
杭州临安	16282	6139	37.7(37.0~38.5)	32.5(31.3~33.8)
台州玉环	16012	7565	47.2(46.5~48.0)	41.6(40.3~42.9)
金华义乌	17010	5465	32.1(31.4~32.8)	26.4(25.2~27.5)
湖州安吉	10232	3338	32.6(31.7~33.5)	27.1(25.9~28.2)
宁波江北	6228	4704	75.5(74.4~76.6)	66.6(65.5~67.7)
嘉兴平湖	5805	3355	57.8(56.5~59.1)	46.7(45.4~47.9)
温州瓯海	3741	2127	56.9(55.3~58.5)	50.0(48.6~51.4)
衢州开化	4040	1958	48.5(46.9~50.0)	41.0(39.6~42.3)
舟山嵊泗	3364	2163	64.3(62.7~65.9)	52.0(50.7~53.4)

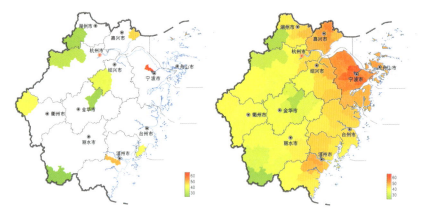

图4.4　年龄性别标化后的高血压治疗率在浙江省的分布

多因素模型中，年龄、性别、高血压治疗率有显著的差异，说明这些因素是高血压治疗的独立影响因素，非农业人群和有医保人群的高血压治疗率较高，城乡、收入水平间与高血压治疗率无关。

4.1.3　控制率

纳入114345名高血压患者，高血压控制人数为15114名，控制率为

13.2%（13.0%~13.4%）[全国为12.9%]，标化率为14.1%（13.8%~14.4%）[全国为12.4%]。

不同人群亚组间，高血压控制率随年龄的升高而上升，55岁后该趋势减弱变化而趋于水平，女性高于男性，高收入人群的较高，高中水平的最低，城市高于农村（表4.5，图4.5）。

不同项目点间，年龄性别标化的高血压控制率最高的为宁波江北[31.0%（29.9%~32.1%）]和舟山嵊泗[18.3%（17.3%~19.4%）]，最低的为湖州安吉[5.6%（5.0%~6.2%）]和丽水庆元[4.7%（4.2%~5.4%）]。不同区县项目点间的控制率从最低4.7%（4.2%~5.4%）到最高31.0%（29.9%~32.1%），相差达6倍（表4.6，图4.6）。

表4.5　浙江省高危筛查项目各类人群中的高血压控制率

因素		总人数	控制人数	%（95%CI）	标化%（95%CI）
年龄	35~44	5696	379	6.7（6.0~7.3）	9.0（8.5~9.5）
	45~54	28247	3102	11（10.6~11.4）	14.7（14.2~15.2）
	55~64	42153	5914	14（13.7~14.4）	16.0（15.4~16.5）
	65~75	38249	5719	15（14.6~15.3）	16.0（15.3~16.6）
性别	男性	51569	6227	12.1（11.8~12.4）	13.3（12.9~13.6）
	女性	62776	8887	14.2（13.9~14.4）	15.2（14.7~15.6）
家庭年收入（元）	<10000	11236	1368	12.2（11.6~12.8）	10.9（9.9~11.9）
	10000~50000	57439	7524	13.1（12.8~13.4）	13.6（13.2~14）
	>50000	29449	4665	15.8（15.4~16.3）	16.2（15.8~16.7）
教育	小学及以下	77548	9958	12.8（12.6~13.1）	13.1（12.7~13.4）
	初中	26458	3622	13.7（13.3~14.1）	15.5（15.0~16.0）
	高中	4722	617	13.1（12.1~14.1）	12.2（11.1~13.4）
	大学及以上	1591	240	15.1（13.4~16.9）	14.1（13.0~15.3）
城乡	城市	26979	4583	17（16.5~17.4）	20.1（19.6~20.7）
	农村	87366	10531	12.1（11.8~12.3）	11.6（11.3~11.9）

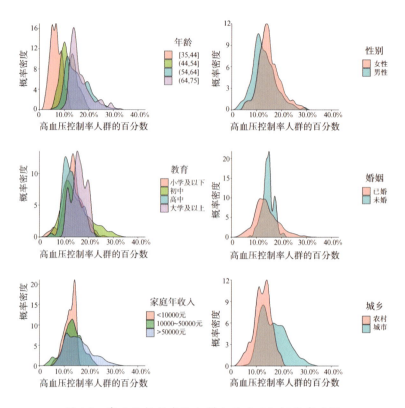

图4.5　高血压控制率的人群分层后亚组概率密度图

表4.6　浙江省高危筛查项目各项目点的高血压控制率

各项目点	总人数	控制人数	%（95%CI）	标化%（95%CI）
丽水庆元	13049	708	5.4（5.0~5.8）	4.7（4.2~5.4）
绍兴诸暨	18582	2780	15（14.5~15.5）	12.2（11.4~13）
杭州临安	16282	1487	9.1（8.7~9.6）	8.2（7.5~8.9）
台州玉环	16012	2596	16.2（15.6~16.8）	14.2（13.3~15.1）
金华义乌	17010	1952	11.5（11.0~12.0）	9.7（9.0~10.5）
湖州安吉	10232	660	6.5（6.0~6.9）	5.6（5.0~6.2）
宁波江北	6228	1948	31.3（30.1~32.4）	31.0（29.9~32.1）
嘉兴平湖	5805	1013	17.5（16.5~18.5）	16.4（15.5~17.3）
温州瓯海	3741	683	18.3（17.0~19.5）	17.2（16.2~18.2）
衢州开化	4040	609	15.1（14.0~16.2）	12.6（11.7~13.5）
舟山泗泗	3364	678	20.2（18.8~21.6）	18.3（17.3~19.4）

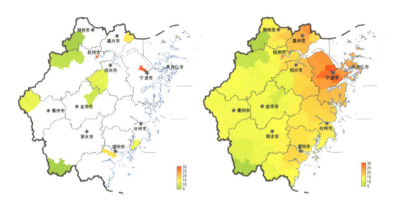

图 4.6　年龄性别标化后的高血压控制率在浙江省的分布

多因素模型中,年龄、性别、教育水平、收入水平间人群的高血压控制率存在显著的差异,说明这些因素是控制率的独立影响因素,非农业人群的高血压的控制率较高,城乡、有无医保间的控制率无差别。

4.2　高血糖

4.2.1　知晓率

纳入 18840 名高血糖患者,其中,8659 名患者知道自己被诊断过高血糖,知晓率为 46.0%(45.2%~46.7%)[全国为 42.2%],标化率 44.9%(44.0%~45.7%)[全国为 40.6%]。

不同人群亚组间,高血糖知晓率随年龄的增加而增加,女性略高于男性,高收入水平人群的知晓率较高,不同的教育水平的人群的知晓率存在差异,城市远高于农村(表4.7,图4.7)。

表 4.7　浙江省高危筛查项目各类人群中的高血糖知晓率

	因素	总人数	知晓人数	%(95%CI)	标化%(95%CI)
年龄	35~44	809	217	26.8(23.8~30.0)	25.3(23.7~27.0)
	45~54	3730	1364	36.6(3.05~38.1)	42.4(40.7~44.0)
	55~64	7065	3317	46.9(45.8~48.1)	51.6(50.1~53.1)

续表

因素		总人数	知晓人数	%（95%CI）	标化%（95%CI）
年龄	65~75	7236	3761	52（50.8~53.1）	55.4（53.6~57.2）
性别	男性	8139	3626	44.6（43.5~45.6）	44.7（43.5~45.8）
	女性	10701	5033	47（46.1~48.0）	45.1（43.9~46.4）
家庭年收入（元）	<10000	1446	567	39.2（36.7~41.8）	36.4（32.8~40.1）
	10000~50000	9214	4090	44.4（43.4~45.4）	43.4（42.1~44.7）
	>50000	6143	3100	50.5（49.2~51.7）	47.2（45.9~48.5）
教育	小学及以下	11982	5503	45.9（45.0~46.8）	44.9（43.7~46.1）
	初中	4445	1998	44.9（43.5~46.4）	43.5（42.0~45.0）
	高中	727	315	43.3（39.7~47.0）	46.1（42.6~49.6）
	大学及以上	384	187	48.7（43.6~53.8）	38.7（35.0~42.5）
城乡	城市	5446	3163	58.1（56.8~59.4）	60.3（58.9~61.7）
	农村	13394	5496	41（40.2~41.9）	36.6（35.6~37.6）

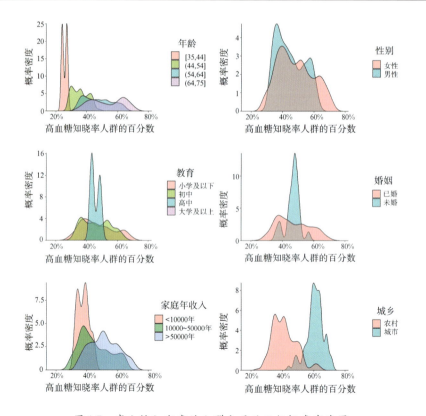

图4.7 高血糖知晓率的人群分层后亚组概率密度图

　　不同项目点间,年龄性别标化的高血糖知晓率最高的为温州瓯海[71.2%(68.9%~73.4%)]和宁波江北[61.8%(59.9%~63.7%)],最低的为衢州开化[23.0%(21.4%~24.6%)]和杭州临安[21.3%(17.8%~25.1%)]。不同区县项目点间的检出率从最低21.3%(17.8%~25.1%)到最高71.2%(68.9%~73.4%),相差可达近3倍(表4.8,图4.8)。

表4.8　浙江省高危筛查项目各项目点的高血糖知晓率

各项目点	总人数	知晓人数	%(95%CI)	标化%(95%CI)
丽水庆元	1186	381	32.1(29.5~34.9)	28.2(24.3~32.3)
绍兴诸暨	1982	747	37.7(35.6~39.9)	31.1(27.6~34.8)
杭州临安	1245	302	24.3(21.9~26.7)	21.3(17.8~25.1)
台州玉环	2371	1211	51.1(49.0~53.1)	42.3(39.1~45.6)
金华义乌	1640	559	34.1(31.8~36.4)	29.3(25.9~33.0)
湖州安吉	2549	1039	40.8(38.8~42.7)	38.6(36.0~41.1)
宁波江北	2593	1693	65.3(63.4~67.1)	61.8(59.9~63.7)
嘉兴平湖	1362	791	58.1(55.4~60.7)	48.3(45.6~51.0)
温州瓯海	1213	911	75.1(72.6~77.5)	71.2(68.9~73.4)
衢州开化	2018	533	26.4(24.5~28.4)	23.0(21.4~24.6)
舟山嵊泗	681	492	72.2(68.7~75.6)	65.1(62.0~68.1)

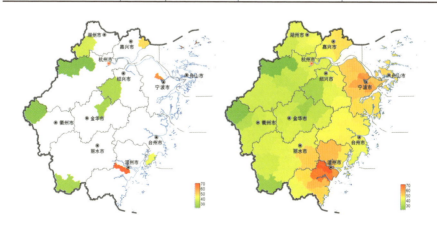

图4.8　年龄性别标化后的高血糖知晓率在浙江省的分布

多因素模型中,年龄、性别、是否为农民、不同的收入水平间人群的高血糖知晓率仍有显著的差异,为人群的高血糖知晓率的独立影响因素,城乡、教育水平、有无医保、婚姻状况不是高血糖知晓率的影响因素。

4.2.2 治疗率

纳入18840名高血糖患者,7471名在治疗高血糖,治疗率为39.7%(39.0%~40.4%)[全国为34.6%],标化率为38.9%(38.1%~39.7%)[全国为33.4%]。

不同人群亚组间,高血糖治疗率随年龄的升高而上升,女性略高于男性,高收入水平人群的治疗率较高,不同的教育水平人群的治疗率存在差异,城市高于农村(表4.9,图4.9)。

表4.9 浙江省高危筛查项目各类人群中的高血糖治疗率

因素		总人数	治疗人数	%(95%CI)	标化%(95%CI)
年龄	35~44	809	170	21(18.3~24.0)	20.3(18.8~21.8)
	45~54	3730	1122	30.1(28.6~31.6)	36.2(34.6~37.8)
	55~64	7065	2840	40.2(39.1~41.4)	45.0(43.5~46.4)
	65~75	7236	3339	46.1(45.0~47.3)	49.9(48.1~51.7)
性别	男性	8139	3126	38.4(37.3~39.5)	38.6(37.5~39.7)
	女性	10701	4345	40.6(39.7~41.5)	39.3(38.0~40.5)
收入	<10000	1446	475	32.8(30.4~35.3)	31.1(27.5~34.5)
	10000~50000	9214	3551	38.5(37.5~39.5)	38.0(36.7~39.2)
	>50000	6143	2699	43.9(42.7~45.2)	40.8(39.6~42.1)
教育	小学及以下	11982	4719	39.4(38.5~40.3)	38.9(37.7~40.1)
	初中	4445	1739	39.1(37.7~40.6)	38.1(36.6~39.6)
	高中	727	275	37.8(34.3~41.5)	42.1(38.7~45.7)
	大学及以上	384	161	41.9(36.9~47.0)	32.5(29.0~36.2)
城乡	城市	5446	2806	51.5(50.2~52.9)	54.0(52.6~55.5)
	农村	13394	4665	34.8(34.0~35.6)	30.8(29.8~31.8)

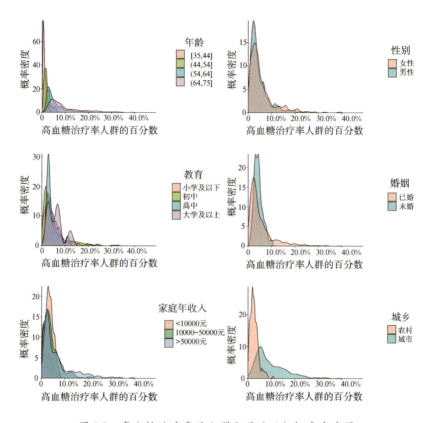

图 4.9　高血糖治疗率的人群分层后亚组概率密度图

不同项目点间,年龄性别标化的高血糖治疗率最高的为温州瓯海[61.9%(59.4%~64.3%)]和宁波江北[57.8%(55.8%~59.7%)],最低的为衢州开化[19.1%(17.6%~20.7%)]和杭州临安[18.4%(15.1%~22.0%)]。不同区县项目点间的治疗率从最低 19.1%(17.6%~20.7%)到最高 77.2%(75.5%~78.8%),相差可达近 4 倍(表 4.10,图 4.10)。

表4.10　浙江省高危筛查项目各项目点的高血糖治疗率

各项目点	总人数	治疗人数	%(95%CI)	标化%(95%CI)
丽水庆元	1186	289	24.4(21.9~26.9)	21.3(17.8~25.1)
绍兴诸暨	1982	662	33.4(31.3~35.5)	26.3(22.9~29.8)

续表

各项目点	总人数	治疗人数	%(95%CI)	标化%(95%CI)
杭州临安	1245	257	20.6(18.4~23.0)	18.4(15.1~22.0)
台州玉环	2371	1013	42.7(40.7~44.7)	34.2(31.1~37.5)
金华义乌	1640	412	25.1(23.0~27.3)	21.8(18.7~25.1)
湖州安吉	2549	827	32.4(30.6~34.3)	30.7(28.3~33.1)
宁波江北	2593	1588	61.2(59.3~63.1)	57.8(55.8~59.7)
嘉兴平湖	1362	721	52.9(50.2~55.6)	43.4(40.7~46.1)
温州瓯海	1213	806	66.4(63.7~69.1)	61.9(59.4~64.3)
衢州开化	2018	461	22.8(21.0~24.7)	19.1(17.6~20.7)
舟山嵊泗	681	435	63.9(60.1~67.5)	56.3(53.1~59.4)

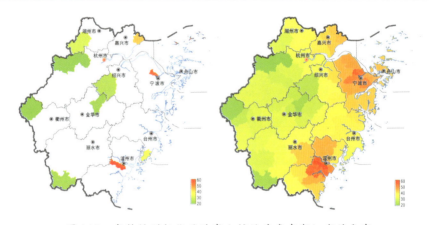

图4.10 年龄性别标化后的高血糖治疗率在浙江省的分布

多因素模型中,年龄、性别、不同的收入水平间人群的高血糖治疗率存在显著的差异,因此,以上因素为高血糖治疗率的独立影响因素;城乡、是否为农业人口、婚姻状况、有无医保不是高血糖治疗率的影响因素。

4.2.3 控制率

纳入18840名高血糖患者,高血糖控制人数为2556名,控制率为13.6%(13.1%~14.1%)[全国为11.2%],标化率为14.0%(13.4%~14.6%)[全国为11.3%]。

不同人群亚组间,高血糖控制率随年龄的上升而增加;女性高于男性;随收入水平的上升而增加;不同的教育水平的人群的高血糖控制率存在差异;城市高于农村(表4.11,图4.11)。

不同项目点间,年龄性别标化的高血糖控制率最高的为舟山嵊泗[27.9%(25.1%~30.9%)]和温州瓯海[25.8%(23.6%~28.0%)],最低的为绍兴诸暨[5.1%(3.6%~7.1%)]和衢州开化[2.5%(1.9%~3.2%)]。不同区县项目点间的检出率从最低2.5%(1.9%~3.2%)到最高27.9%(25.1%~30.9%),相差可达近11倍(表4.12,图4.12)。

表4.11 浙江省高危筛查项目各类人群中的高血糖控制率

因素		总人数	控制人数	%(95%CI)	标化%(95%CI)
年龄	35~44	809	49	6.1(4.5~7.9)	6.9(6.0~8.0)
	45~54	3730	363	9.7(8.8~10.7)	13.4(12.3~14.6)
	55~64	7065	943	13.3(12.6~14.2)	15.5(14.5~16.6)
	65~75	7236	1201	16.6(15.7~17.5)	18.7(17.3~20.1)
性别	男性	8139	1023	12.6(11.9~13.3)	13.7(12.9~14.5)
	女性	10701	1533	14.3(13.7~15.0)	14.4(13.5~15.3)
家庭年收入(元)	<10000	1446	144	10.0(8.5~11.6)	9.7(7.6~12.1)
	10000~50000	9214	1185	12.9(12.2~13.6)	13.3(12.4~14.2)
	>50000	6143	959	15.6(14.7~16.5)	15.4(14.5~16.3)
教育	小学及以下	11982	1614	13.5(12.9~14.1)	13.9(13.1~14.8)
	初中	4445	584	13.1(12.2~14.2)	13.6(12.6~14.7)
	高中	727	83	11.4(9.2~14.0)	14.5(12.1~17.2)
	大学及以上	384	58	15.1(11.7~19.1)	11.2(8.9~13.8)
城乡	城市	5446	1119	20.5(19.5~21.6)	22.1(20.9~23.3)
	农村	13394	1437	10.7(10.2~11.3)	9.6(9.0~10.3)

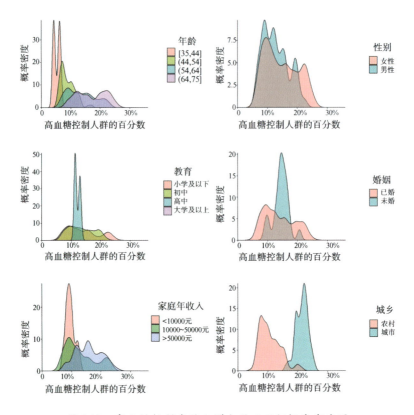

图4.11　高血糖控制率的人群分层后亚组概率密度图

表4.12　浙江省高危筛查项目各项目点的高血糖控制率

各项目点	总人数	控制人数	%(95%CI)	标化%(95%CI)
丽水庆元	1186	120	10.1(8.5~12.0)	9.4(7.0~12.3)
绍兴诸暨	1982	143	7.2(6.1~8.4)	5.1(3.6~7.1)
杭州临安	1245	90	7.2(5.9~8.8)	9.2(6.8~12.0)
台州玉环	2371	300	12.7(11.3~14.1)	9.3(7.4~11.3)
金华义乌	1640	175	10.7(9.2~12.3)	8.4(6.4~10.8)
湖州安吉	2549	191	7.5(6.5~8.6)	6.1(4.9~7.5)
宁波江北	2593	608	23.4(21.8~25.1)	23.5(21.9~25.2)
嘉兴平湖	1362	283	20.8(18.7~23.0)	16.6(14.7~18.8)
温州瓯海	1213	336	27.7(25.2~30.3)	25.8(23.6~28.0)
衢州开化	2018	84	4.2(3.3~5.1)	2.5(1.9~3.2)
舟山嵊泗	681	226	33.2(29.7~36.9)	27.9(25.1~30.9)

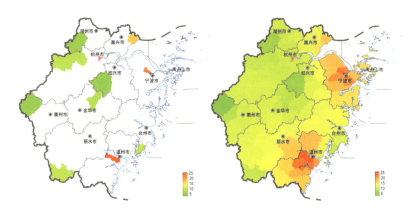

图 4.12 年龄性别标化后的高血糖控制率在浙江省的分布

多因素模型中,年龄、性别对高血糖控制率存在显著的差异,提示这些为高血糖控制率的独立影响因素;城乡、教育水平、是否为农业人口、收入、婚姻状况和有无医保不是高血糖控制率的影响因素。

4.3 血脂异常

4.3.1 知晓率

纳入76905名血脂异常患者,有2744名知道自己被诊断过血脂异常,知晓率为3.6%(3.4%~3.7%)[全国为9.1%],标化率为5.0%(4.8%~5.2%)[全国为8.5%]。

不同人群亚组间,血脂异常知晓率随年龄、收入水平、教育水平的上升而升高,女性高于男性,城市高于农村(表4.13,图4.13)。

表4.13 浙江省高危筛查项目各类人群中的血脂异常知晓率

因素		总人数	知晓人数	%(95%CI)	标化%(95%CI)
年龄	35~44	7110	68	1.0(0.7~1.2)	2.2(2.0~2.5)
	45~54	24014	419	1.7(1.6~1.9)	4.5(4.2~4.8)
	55~64	26991	989	3.7(3.4~3.9)	6.9(6.5~7.4)
	65~75	18790	1268	6.7(6.4~7.1)	10.3(9.5~11.1)

续表

	因素	总人数	知晓人数	%(95%CI)	标化%(95%CI)
性别	男性	34396	1053	3.1(2.9~3.2)	4.5(4.3~4.7)
	女性	42509	1691	4.0(3.8~4.2)	5.7(5.4~6.0)
家庭年收入(元)	<10000	7000	93	1.3(1.1~1.6)	2.3(1.8~2.9)
	10000~50000	38035	1153	3.0(2.9~3.2)	4.4(4.1~4.7)
	>50000	20893	1281	6.1(5.8~6.5)	6.6(6.3~6.9)
教育	小学及以下	49422	1411	2.9(2.7~3.0)	4.3(4.0~4.6)
	初中	19405	736	3.8(3.5~4.1)	4.5(4.2~4.8)
	高中	3765	125	3.3(2.8~3.9)	5.4(4.6~6.2)
	大学及以上	1637	126	7.7(6.5~9.1)	5.9(5.2~6.6)
城乡	城市	19267	1735	9.0(8.6~9.4)	12.1(11.6~12.7)
	农村	57638	1009	1.8(1.6~1.9)	2.1(1.9~2.2)

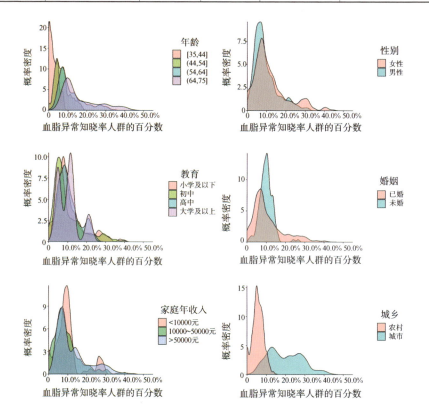

图 4.13　血脂异常知晓率的人群分层后亚组概率密度图

不同项目点间,年龄性别标化的血脂异常知晓率最高的为宁波江北[24.2%(22.9%~25.6%)]和温州瓯海[14.9%(13.9%~15.9%)],最低的为绍兴诸暨[0.4%(0.2%~0.6%)]和丽水庆元[0.2%(0.1%~0.4%)]。不同区县项目点间的检出率从最低0.2%(0.1%~0.4%)到最高24.2%(22.9%~25.6%),相差可达121倍(表4.14,图4.14)。

表4.14 浙江省高危筛查项目各项目点的血脂异常知晓率

各项目点	总人数	知晓人数	%(95%CI)	标化%(95%CI)
丽水庆元	12046	34	0.3(0.2~0.4)	0.2(0.1~0.4)
绍兴诸暨	10915	66	0.6(0.5~0.8)	0.4(0.2~0.6)
杭州临安	9905	118	1.2(1.0~1.4)	0.8(0.5~1.1)
台州玉环	12970	241	1.9(1.6~2.1)	1.7(1.3~2.1)
金华义乌	13480	122	0.9(0.8~1.1)	0.7(0.5~1.0)
湖州安吉	4384	67	1.5(1.2~1.9)	1.0(0.7~1.4)
宁波江北	2840	1046	36.8(35.1~38.6)	24.2(22.9~25.6)
嘉兴平湖	2163	178	8.2(7.1~9.5)	5.0(4.3~5.7)
温州瓯海	2947	567	19.2(17.8~20.7)	14.9(13.9~15.9)
衢州开化	2444	74	3(2.4~3.8)	1.9(1.6~2.4)
舟山濒泗	2811	231	8.2(7.2~9.3)	5.2(4.7~5.8)

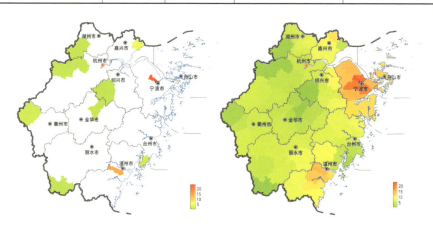

图4.14 年龄性别标化后的血脂异常知晓率在浙江省的分布

多因素模型中,年龄、性别、不同的教育水平间人群的血脂异常知晓率存在显著的差异,其为独立影响因素,非农业人群的知晓率较高,城乡、不同的收入水平、是否为农业人口、婚姻状况、有无医保不是血脂异常知晓率的影响因素。

4.3.2 治疗率

纳入76905名血脂异常患者,有3351名在对血脂异常进行治疗,治疗率为4.4%(4.2%~4.5%)[全国为7.8%],标化率为4.4(4.3~4.6)[全国为6.3%]。

不同人群亚组间,血脂异常治疗率随年龄、收入水平的上升而增加;女性高于男性;不同教育水平的人群的治疗率存在差异;城市高于农村(表4.15,图4.15)。

表4.15 浙江省高危筛查项目各类人群中的血脂异常治疗率

因素		总人数	治疗人数	%(95%CI)	标化%(95%CI)
年龄	35~44	7110	66	0.9(0.7~1.2)	1.5(1.4~1.7)
	45~54	24014	437	1.8(1.7~2.0)	3.5(3.2~3.8)
	55~64	26991	1252	4.6(4.4~4.9)	6.6(6.2~7.1)
	65~75	18790	1596	8.5(8.1~8.9)	10.8(10.0~11.6)
性别	男性	34396	1369	4.0(3.8~4.2)	3.9(3.7~4.1)
	女性	42509	1982	4.7(4.5~4.9)	5.2(4.9~5.5)
家庭年收入(元)	<10000	7000	220	3.1(2.7~3.6)	3.1(2.5~3.8)
	10000~50000	38035	1511	4.0(3.8~4.2)	4.1(3.9~4.4)
	>50000	20893	1319	6.3(6.0~6.7)	5.5(5.2~5.8)
教育	小学及以下	49422	1946	3.9(3.8~4.1)	4.4(4.2~4.7)
	初中	19405	851	4.4(4.1~4.7)	3.9(3.6~4.2)
	高中	3765	184	4.9(4.2~5.6)	5.6(4.8~6.4)
	大学及以上	1637	107	6.5(5.4~7.8)	3.8(3.3~4.4)
城乡	城市	19267	1880	9.8(9.3~10.2)	10.4(9.9~10.9)
	农村	57638	1471	2.6(2.4~2.7)	2.0(1.9~2.2)

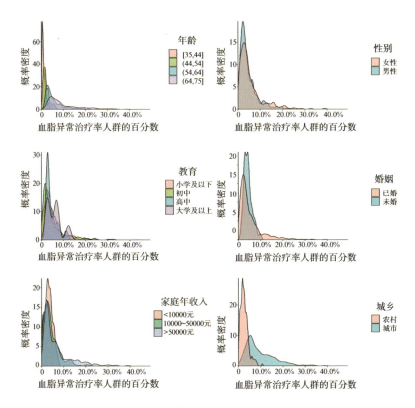

图 4.15 血脂异常治疗率的人群分层后亚组概率密度图

不同项目点间,年龄性别标化的血脂异常治疗率最高的为宁波江北 [22.4%(21.1%~23.7%)]和温州瓯海[9.6%(8.9%~10.5%)],最低的为湖州 安吉[1.1%(0.8%~1.5%)]和丽水庆元[1.1%(0.9%~1.5%)]。不同区县项目 点间的检出率从最低 1.1%(0.9%~1.5%)到最高 22.4%(21.1%~23.7%),相 差可达 20 倍(表 4.16,图 4.16)。

表 4.16 浙江省高危筛查项目各项目点的血脂异常治疗率

各项目点	总人数	治疗人数	%(95%CI)	标化%(95%CI)
丽水庆元	12046	170	1.4(1.2~1.6)	1.1(0.9~1.5)
绍兴诸暨	10915	197	1.8(1.6~2.1)	1.2(0.9~1.6)
杭州临安	9905	205	2.1(1.8~2.4)	1.4(1.0~1.8)

续表

各项目点	总人数	治疗人数	%(95%CI)	标化%(95%CI)
台州玉环	12970	435	3.4(3.1~3.7)	2.5(2.1~3.0)
金华义乌	13480	491	3.6(3.3~4.0)	2.4(2.0~2.8)
湖州安吉	4384	79	1.8(1.4~2.2)	1.1(0.8~1.5)
宁波江北	2840	996	35.1(33.3~36.9)	22.4(21.1~23.7)
嘉兴平湖	2163	141	6.5(5.5~7.6)	3.3(2.8~4.0)
温州瓯海	2947	393	13.3(12.1~14.6)	9.6(8.9~10.5)
衢州开化	2444	68	2.8(2.2~3.5)	1.2(0.9~1.6)
舟山嵊泗	2811	176	6.3(5.4~7.2)	3.7(3.2~4.2)

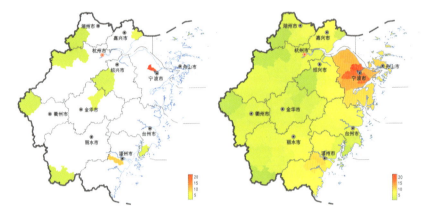

图4.16 年龄性别标化后的血脂异常治疗率在浙江省的分布

多因素模型中,年龄、性别、城乡、是否为农业人口、不同的教育水平间的人群的血脂异常治疗率存在显著的差异,为血脂异常治疗的独立影响因素;收入水平和有医保人群不是血脂异常治疗率的影响因素。

4.3.3 控制率

纳入76905名血脂异常患者,血脂异常控制人数为42392名,控制率为55.1%(54.8%~55.5%)[全国为58.1%],标化率为58.9%(58.4%~59.3%)[全国为62.1%]。

不同人群亚组间,血脂异常控制率随年龄、收入水平的上升而下降;男性高于女性;高中及以下的人群随教育水平的提高,血脂异常控制率升高(表4.17,图4.17)。

不同项目点间,年龄性别标化的血脂异常控制率最高的为杭州临安[70.4%(69.0%~71.8%)]和湖州安吉[67.6%(66.0%~69.2%)],最低的为绍兴诸暨[53.7%(52.2%~55.1%)]和舟山嵊泗[40.3%(39.1%~41.5%)]。不同区县项目点间的控制率从最低40.3%(39.1%~41.5%)到最高70.4%(69.0%~71.8%),相差30个百分点(表4.18,图4.18)。

表4.17　浙江省高危筛查项目各类人群中的血脂异常控制率

因素		总人数	控制人数	%(95%CI)	标化%(95%CI)
年龄	35~44	7110	4827	67.9(66.8~69.0)	67.8(67.1~68.5)
	45~54	24014	13873	57.8(57.1~58.4)	57.3(56.5~58.1)
	55~64	26991	14014	51.9(51.3~52.5)	52.0(51.1~52.9)
	65~75	18790	9678	51.5(50.8~52.2)	50.4(49.2~51.7)
性别	男性	34396	20164	58.6(58.1~59.1)	60.6(60.0~61.2)
	女性	42509	22228	52.3(51.8~52.8)	56.4(55.7~57.0)
家庭年收入(元)	<10000	7000	3900	55.7(54.5~56.9)	57.8(55.9~59.6)
	10000~50000	38035	20597	54.2(53.7~54.7)	57.2(56.5~57.9)
	>50000	20893	11353	54.3(53.7~55.0)	59.3(58.7~60.0)
教育	小学及以下	49422	26554	53.7(53.3~54.2)	56.6(56.0~57.3)
	初中	19405	11303	58.2(57.6~58.9)	62.6(61.9~63.4)
	高中	3765	2226	59.1(57.5~60.7)	66.7(65.0~68.4)
	大学及以上	1637	927	56.6(54.2~59.0)	54.1(52.7~55.4)
城乡	城市	19267	11060	57.4(56.7~58.1)	60.6(59.8~61.4)
	农村	57638	31332	54.4(54.0~54.8)	58.2(57.6~58.7)

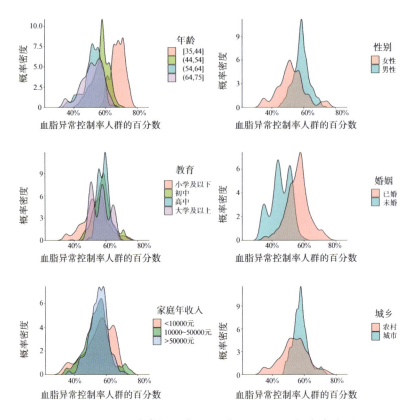

图4.17 血脂异常控制率的人群分层后亚组概率密度图

表4.18 浙江省高危筛查项目各项目点的血脂异常控制率

各项目点	总人数	控制人数	%(95%CI)	标化%(95%CI)
丽水庆元	12046	7398	61.4(60.5~62.3)	62.9(61.5~64.2)
绍兴诸暨	10915	5586	51.2(50.2~52.1)	53.7(52.2~55.1)
杭州临安	9905	6460	65.2(64.3~66.2)	70.4(69.0~71.8)
台州玉环	12970	5538	42.7(41.8~43.6)	50.45(49.1~51.8)
金华义乌	13480	7686	57.0(56.2~57.9)	62.2(60.9~63.5)
湖州安吉	4384	2746	62.6(61.2~64.1)	67.6(66.0~69.2)
宁波江北	2840	1724	60.7(58.9~62.5)	59.7(58.2~61.3)
嘉兴平湖	2163	1202	55.6(53.4~57.7)	65.2(63.6~66.8)
温州瓯海	2947	1650	56.0(54.2~57.8)	59.6(58.3~60.9)
衢州开化	2444	1467	60.0(58.1~62.0)	67.2(65.8~68.6)
舟山泗泗	2811	935	33.3(31.5~35.0)	40.3(39.1~41.5)

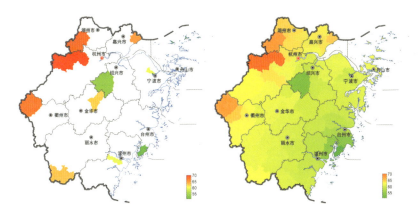

图 4.18　年龄性别标化后的血脂异常控制率在浙江省的分布

多因素模型中,年龄、性别、不同的婚姻状况、不同的收入人群间的血脂异常控制率存在显著的差异,为血脂异常控制的独立影响因素。而城乡、教育水平、有无医保不是血脂异常控制率的影响因素。

4.4　戒烟率

纳入的吸烟人群的戒烟率为 19.6%(19.1%~20.1%)[全国为 19.8%(19.8%~19.9%)],标化率为 15.3%(14.9%~15.7%)[全国为 25.0%(25.0%~25.1)%]。戒烟率呈现如下的特点:随年龄的增大而上升,女性高于男性,高中教育水平人群的戒烟率低,中等收入人群的戒烟率相对高,城市高于农村(表 4.19,图 4.19)。

表 4.19　浙江省高危筛查项目各类人群中的戒烟率

因素		吸烟人数	戒烟人数	%(95%CI)	标化%(95%CI)
年龄	35~44	2412	231	9.6(8.4~10.8)	9.2(8.7~9.7)
	45~54	6589	898	13.6(12.8~14.5)	13.2(12.5~14.0)
	55~64	8474	1757	20.7(19.9~21.6)	21.7(20.7~22.7)
	65~75	6869	1882	27.4(26.3~28.5)	30.3(28.7~31.9)
性别	男性	23953	4685	19.6(19.1~20.1)	15.2(14.8~15.6)
	女性	391	83	21.2(17.3~25.6)	28.6(23.0~34.7)

续表

因素		吸烟人数	戒烟人数	%(95%CI)	标化%(95%CI)
家庭年收入(元)	<10000	1499	301	20.1(18.1~22.2)	13.0(11.1~15.2)
	10000~50000	10745	2087	19.4(18.7~20.2)	17.9(17.1~18.7)
	>50000	8629	1718	19.9(19.1~20.8)	13.9(13.4~14.5)
教育	小学及以下	12904	2657	20.6(19.9~21.3)	18.6(17.8~19.4)
	初中	7717	1387	18(17.1~18.8)	13.8(13.2~14.5)
	高中	1208	189	15.6(13.6~17.8)	9.2(7.9~10.6)
	大学及以上	808	112	13.9(11.6~16.4)	12.6(11.5~13.7)
城乡	城市	4387	998	22.7(21.5~24.0)	18.8(17.9~19.8)
	农村	19957	3770	18.9(18.3~19.4)	14.2(13.8~14.7)

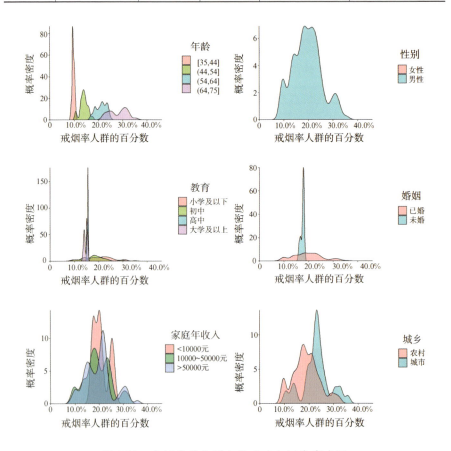

图 4.19 戒烟率的人群分层后亚组概率密度图

不同项目点间,年龄性别标化的戒烟率最高的为温州瓯海[27.6%(26.1%~29.2%)]和舟山嵊泗[20.3%(19.1%~21.5%)],最低的为杭州临安[9.6%(8.3%~11.1%)]和金华义乌[9.1%(7.3%~11.1%)]。不同区县项目点间的检出率从最低9.1%(7.3%~11.1%)到最高27.6%(26.1%~29.2%),相差可达3倍(表4.20,图4.20)

表4.20　浙江省高危筛查项目各项目点的戒烟率

各项目点	总数	戒烟人数	%(95%CI)	标化%(95%CI)
丽水庆元	2371	318	13.4(12.1~14.9)	10.8(9.2~12.4)
绍兴诸暨	2132	368	17.3(15.7~18.9)	10.1(8.6~11.8)
杭州临安	2507	487	19.4(17.9~21.0)	9.6(8.3~11.1)
台州玉环	2914	623	21.4(19.9~22.9)	13.9(12.4~15.5)
金华义乌	1381	183	13.3(11.5~15.2)	9.1(7.3~11.1)
湖州安吉	4654	769	16.5(15.5~17.6)	12.9(11.8~14.0)
宁波江北	1620	326	20.1(18.2~22.2)	12.2(11.1~13.5)
嘉兴平湖	2666	525	19.7(18.2~21.3)	15.0(13.9~16.1)
温州瓯海	1386	489	35.3(32.8~37.9)	27.6(26.1~29.2)
衢州开化	1387	282	20.3(18.2~22.5)	12.8(11.6~14.0)
舟山嵊泗	1326	398	30(27.6~32.6)	20.3(19.1~21.5)

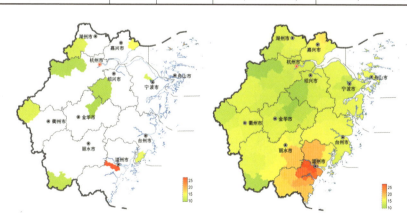

图4.20　年龄性别标化后的戒烟率在浙江省的分布

多因素模型中,年龄、性别、不同的教育水平、不同的收入水平、是否为农业人口、有无医保的人群的戒烟率存在显著的差异,为戒烟的独立影响因素；而城乡不是戒烟率的影响因素。

4.5　二级预防用药

4.5.1　冠心病

浙江省共纳入冠心病患者993名，其中在服用冠心病二级预防药物（抗血小板药物、他汀类药物、血管紧张素转化酶抑制剂/血管紧张素Ⅱ受体阻滞剂、β受体阻滞剂）的人数为451名，用药率为45.4%（42.3%~48.6%）[全国为33.1%（32.6%~33.5%）]，标化率为44.8%（40.6%~49.1%）[全国为31.4%（30.9%~31.8%）]。

不同人群亚组间，可以看出冠心病二级预防用药率随年龄的增加而上升；男性高于女性；中等收入水平人群的用药率较低，高教育水平人群的用药率较低；城市高于农村（表4.21，图4.21）。

表4.21　各类冠心病患者中的二级预防用药率

因素		患者人数	用药人数	%（95%CI）	标化%（95%CI）
年龄	35~44	14	4	28.6（8.4~58.1）	15.8（8.3~26.1）
	45~54	90	40	44.4（34.0~55.3）	57.7（46.7~68.2）
	55~64	330	142	43（37.6~48.6）	46.0（38.4~53.7）
	65~75	559	265	47.4（43.2~51.6）	48.7（41.8~55.6）
性别	男性	577	289	50.1（45.9~54.2）	47.5（42.3~52.7）
	女性	416	162	38.9（34.2~43.8）	39.2（31.9~46.8）
家庭年收入（元）	<10000	93	43	46.2（35.8~56.9）	47.9（30.2~66.1）
	10000~50000	522	228	43.7（39.4~48.1）	44.2（38.3~50.3）
	>50000	292	145	49.7（43.8~55.5）	45.2（38.3~52.2）
教育	小学及以下	667	283	42.4（38.6~46.3）	45.0（38.9~50.8）
	初中	217	117	53.9（47.0~60.7）	50.2（41.5~58.8）
	高中	45	19	42.2（27.7~57.8）	35.2（22.7~49.5）
	大学及以上	22	13	59.1（36.4~79.3）	35.8（19.9~54.4）
城乡	城市	385	190	49.4（44.2~54.5）	43.0（36.6~49.6）
	农村	608	261	42.9（39.0~47.0）	46.3（40.6~52.0）

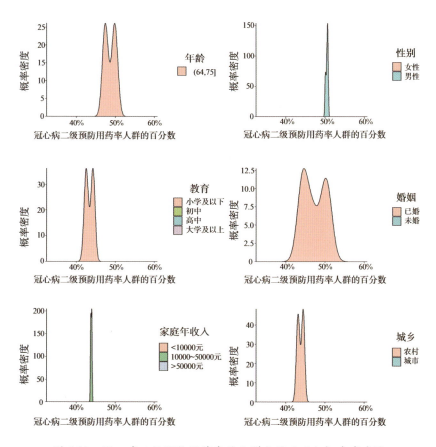

图4.21 冠心病二级预防用药率的人群分层后亚组概率密度图

不同项目点间,年龄性别标化的冠心病二级预防用药率最高的为舟山嵊泗[83.3%(71.8%~91.6%)]和金华义乌[52.8%(37.9%~67.4%)],最低的为湖州安吉[34.3%(13.1%~61.4%)]和衢州开化[23.1%(13.9%~34.6%)]。不同区县项目点间的检出率从最低23.1%(13.9%~34.6%)到最高83.3%(71.8%~91.6%),相差可达近3.6倍(表4.22,图4.22)。

表4.22 浙江省高危筛查项目各项目点的冠心病二级预防用药率

各项目点	总人数	用药人数	%(95%CI)	标化%(95%CI)
丽水庆元	68	29	42.6(30.7~55.2)	44.4(24.0~66.3)
绍兴诸暨	85	31	36.5(26.3~47.6)	34.8(15.7~58.3)
杭州临安	101	37	36.6(27.3~46.8)	35.0(17.5~56.1)
台州玉环	149	76	51.0(42.7~59.3)	51.7(36.1~6.07)
金华义乌	189	103	54.5(47.1~61.7)	52.8(37.9~67.4)
湖州安吉	39	12	30.8(17.0~47.6)	34.3(13.1~61.4)
宁波江北	164	73	44.5(36.8~52.5)	40.2(32.5~48.2)
嘉兴平湖	65	21	32.3(21.2~45.1)	43.5(29.1~58.7)
温州瓯海	32	14	43.8(26.4~62.3)	42.3(24.5~61.6)
衢州开化	56	19	33.9(21.8~47.8)	23.1(13.9~34.6)
舟山溮泗	45	36	80.0(65.4~90.4)	83.3(71.8~91.6)

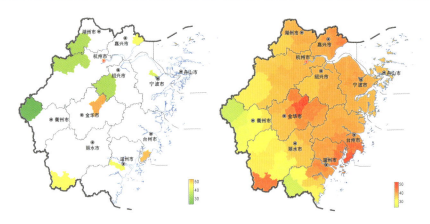

图4.22 年龄性别标化后的冠心病二级预防用药在浙江省的分布

多因素模型中,年龄、性别、城乡、教育水平、收入、是否为农业人口、有无医保人群间存在显著的差异,因此,这些是冠心病二级预防用药率的独立影响因素;非农业和有医保人群的用药率较高;婚姻状况和城乡不是预防用药的影响因素。

4.5.2 缺血性脑卒中

共纳入缺血性脑卒中患者1466名,其中在服用二级预防药物(抗血小板药物、他汀类药物)的人数为459名,用药率为31.3%(28.9%~33.8%)[全国为20.2%(19.9%~20.5%)],标化率为27.7%(24.5%~31.1%)[全国为20.0%(19.7%~20.4%)]。

不同人群亚组间,可以看出缺血性脑卒中二级预防用药率随年龄的上升、教育水平的提高而下降,城市高于农村,不同性别、不同的收入水平的人群的用药率无差别(表4.23,图4.23)。

表4.23 各类缺血性脑卒中患者中的二级预防用药率

	因素	患者人数	用药人数	%(95%CI)	标化%(95%CI)
年龄	35~44	17	4	23.5(6.8~49.9)	3.3(0.7~9.4)
	45~54	146	52	35.6(27.9~44.0)	32.9(24.0~42.8)
	55~64	504	155	30.8(26.7~35.0)	32.3(26.3~38.8)
	65~75	799	248	31(27.8~34.4)	29.9(24.7~35.5)
性别	男性	735	225	30.6(27.3~34.1)	27.8(23.7~32.3)
	女性	731	234	32(28.6~35.5)	27.5(22.4~33.1)
收入	<10000	166	56	33.7(26.6~41.5)	31.2(19.2~45.4)
	10000~50000	719	216	30.0(26.7~33.5)	27.7(22.8~32.9)
	>50000	341	108	31.7(26.8~36.9)	25.2(20.0~31.1)
教育	小学及以下	1075	320	29.8(27.0~32.6)	29.8(25.2~34.6)
	初中	278	103	37.1(31.4~43.0)	27.2(21.4~33.7)
	高中	42	10	23.8(12.1~39.5)	7.9(1.6~21.6)
	大学及以上	10	3	30.0(6.7~65.2)	11.0(0.6~41.6)
城乡	城市	387	144	37.2(32.4~42.2)	30.8(24.6~37.5)
	农村	1079	315	29.2(26.5~32.0)	26.4(22.6~30.5)

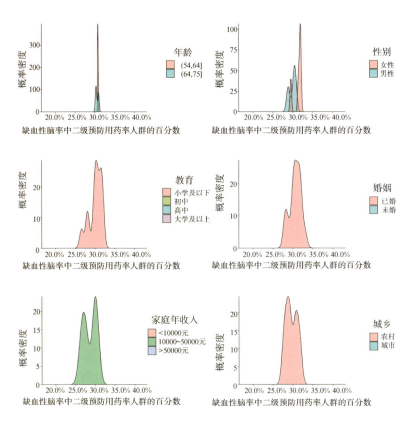

图 4.23　缺血性脑卒中二级预防用药率的人群分层后亚组概率密度图

不同项目点间,年龄性别标化的缺血性脑卒中二级预防用药率最高的为舟山嵊泗 [47.8%（36.4%~59.5%）]和金华义乌 [44.9%（30.5%~60.0%）],最低的为湖州安吉 [15.6%（2.7%~42.0%）]和嘉兴平湖 [13.8%（8.0%~21.7%）]。不同区县项目点间的检出率从最低 13.8%（8.0%~21.7%）到最高 47.8%（36.4%~59.5%）,相差 3.4 倍（表 4.24,图 4.24）。

表4.24　浙江省高危筛查项目各项目点的缺血性脑卒中二级预防用药率

各项目点	总人数	用药人数	%（95%CI）	标化%（95%CI）
丽水庆元	273	100	36.6（30.9~42.6）	35.6（25.6~46.6）
绍兴诸暨	229	73	31.9（25.9~38.3）	22.8（14.5~33.2）
杭州临安	119	33	27.7（19.9~36.7）	26.9（12.2~46.7）

续表

各项目点	总人数	用药人数	%(95%CI)	标化%(95%CI)
台州玉环	165	37	22.4(16.3~29.6)	20.9(10.5~35.0)
金华义乌	207	91	44(37.1~51.0)	44.9(30.5~60.0)
湖州安吉	37	5	13.5(4.5~28.8)	15.6(2.7~42.0)
宁波江北	153	41	26.8(20.0~34.5)	24.0(16.9~32.4)
嘉兴平湖	153	26	17(11.4~23.9)	13.8(8.0~21.7)
温州瓯海	27	12	44.4(25.5~64.7)	36.4(20.9~54.2)
衢州开化	30	9	30(14.7~49.4)	19.7(10.0~33.0)
舟山嵊泗	73	32	43.8(32.2~55.9)	47.8(36.4~59.5)

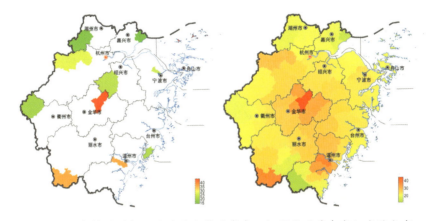

图 4.24　年龄性别标化后的缺血性脑卒中二级预防用药在浙江省的分布

多因素模型中,年龄、城乡、不同的教育水平、不同的收入水平间人群的缺血性脑卒中二级预防用药率存在显著的差异,为缺血性脑卒中用药的独立影响因素,性别、婚姻状况、有无医保不是预防用药的影响因素。

4.6　专题分析与讨论:基层防控现状和防控质量的挑战

我国心脑血管疾病的防控水平有逐步提高的趋势,但相比于发达国家(美国同期的高血压知晓率为84%,控制率为52%;高血糖知晓率为

87％,控制率为59％),仍有明显的差距。城乡的90余万家基层医疗卫生机构提供的门诊服务占全国总量的一半以上,还承担了覆盖全民的基本公共卫生服务,是高血压等常见慢性病防控的关键力量。《"健康中国2030"规划纲要》中"以基层为重点"和"预防为主"的新时期卫生健康方针的落实取决于一个高水平的基层医疗卫生体系。

综合既往的研究证据发现,基层医疗卫生服务的质量提升仍有较大的空间。从诊断来看,研究显示,乡村医生在对心绞痛等常见疾病的诊断过程中,了解了18％的应询问问题,开展了15％的应实施检查。就诊断的合理性和治疗的安全性来说,必要的问诊和检查的完成率为36％,而正确的诊断率为26％。从治疗来看,已确诊高血压的患者当中,三分之一未服用任何降压药物;42％只服用了一种降压药物,但血压并未得到有效控制。同时,研究发现,约8％的针对高血压的处方使用了非指南推荐的药物,而相比于指南推荐的廉价药物,医生更倾向于使用价格高昂的药物。

浙江省高血压和糖尿病的知晓率、治疗率与控制率较全国水平略高,但是,浙江省血脂异常知晓率、治疗率和控制率显著低于全国水平,同时存在各县区防控水平差异较大的现象。高血压防控状况显示,宁波江北、温州瓯海、舟山嵊泗的防控成效较好,丽水庆元、湖州安吉的防控效果较差。在高血压的控制率上,各县区相差6倍。高血压的防控总体呈现低教育水平人群的血压知晓率高,非农人群和医保人群的血压治疗率高,提示浙江省基层高血压防控通过健康教育显著提高低教育水平人群的健康素养,医保政策极大地推动了患者的治疗率,提高了高血压的防控成效。糖尿病的防控状况显示,宁波江北、温州瓯海、舟山嵊泗的防控成效较好,衢州开化、杭州临安的防控效果较差,在糖尿病的控制率上各县区相差10倍。糖尿病的防控总体呈现女性优于男性,城市优于农村,高收入人群优于低收入群体,提示浙江省糖尿病防控需加强农村,尤其是山区低收入群体的防控干预。血脂异常防控状况显示,宁波江北、温州瓯海、杭州临安的防控成效较好,丽水庆元、绍兴诸暨的防控效果较差,在血脂异常的知晓率和治疗率上,各县区相差悬殊。血脂异常防控总体呈现知晓率、治疗率和控制率"三低"表现,地区差异悬殊,可能是导致浙江省目前冠心病等缺血性心脑血管疾病事件的发病率和死亡率持续上升的重要危险因素,需在高血压、糖尿病的防控基础上联合血脂异常开展基层"三高共管",全面遏制心脑血管疾病的发生与发展。

浙江省冠心病和脑卒中患者二级预防用药情况的调查显示:冠心病二级预防用药的情况略优于脑卒中治疗,全省情况略优于全国。二级预防用药影响因素的分析显示,年轻患者,尤其是高教育水平患者的治疗依从性更低,提示对于高教育水平人群需加强健康教育和随访管理。同时,调查相关性分析显示非农业和医保人群的冠心病二级预防用药率高,提示医保覆盖和保障是提高治疗依从性的重要的影响因素。

另外,浙江省参与了由国家心血管病中心牵头开展的全国基层医疗卫生服务能力和质量评价,分析了全国基层医疗卫生体系的结构和过程两个层次中影响心脑血管疾病防控质量的主要原因,为浙江省心脑血管疾病的防控保障建设提供可参考的建议。

第一,人员队伍发展。基层医务人员的教育水平和执业资质相对不足。尽管相比于2010年的情况(41%和60%)已经有了显著改善,2018年社区卫生服务中心和乡镇卫生院的基层医务人员中仍分别有25%和42%达不到医学大专学历(其为成为执业助理医师的基本要求)。在2011年全国医学教育改革实施中,全科医生的在校和在职培养成为全国的工作重点之一。至今,全国全科医生的数量增长了2倍(从10万到30万)。然而在基层医生中,全科医生的占比仍然不高(从4%到13%)。此外,由于执业医师的不足,在社区卫生服务中心、乡镇卫生院和社区卫生服务站开展临床诊疗的医务人员中,超过20%并没有执业资质。与此同时,针对基层医务人员的在职教育也存在不足。我国基层医务人员每年必须参加继续医学教育课程并取得一定的学分。然而,研究显示,基层医生、护士和公共卫生人员参加继续医学教育课程的比例还有较大的提高空间[8]。此外,国内各类学术机构和专业组织发布的指南与专家共识庞杂(如针对高血压管理,我国共有出自14个不同学术机构的5个临床指南和13个专家共识),具体的常见病缺乏全国统一的权威指南、基层人员无所适从成为突出的问题。

第二,信息技术应用。基层医疗卫生体系最重要的健康信息采集管理系统包括用于基本公共卫生服务的居民健康档案系统和用于临床诊疗的电子病历系统。国家基本公共卫生服务项目到2016年已覆盖了全国94%的社区卫生服务中心和86%的乡镇卫生院,通过该系统管理来自临床诊疗和基本公共卫生服务(包括慢性病管理、健康体检、孕产妇和儿童保健)的居民健康数据,该系统对基层医疗卫生体系的连贯性和协调性来说至关重要。但目前,该系统尚未与临床工作充分整合,其中,数据用于促进诊疗的质量和效率的功能也有限。与此同时,电子病历系统面临更大的挑战。基层医疗卫生机构中临床IT系统的开发和部署分散,未使用标准化的数据结构、术语定义和分类编码(如国际基层医疗分类-2),缺乏围绕患者个体的功能整合,全国范围只有五分之二的社区卫生服务中心和五分之一的乡镇卫生院的电子病历系统能够与医院连接,实现患者转诊的功能。

第三,服务协调性。基层医疗卫生机构目前还没有成为患者的首诊负责点,也没能实现与专科诊疗的协同合作。首先,医院和基层医疗卫生机构目前仍主要依赖"按服务付费"的模式,两者间还存在竞争患者的关系而缺乏协同合作的动力。其次,基层医疗卫生机构和医院的电子病历系统未整合或整合不充分,绝大部分的机构间共享信息困难。因此,尽管近年来通过推进医联体、医共体等建设的形式,促进综合医院与基层医疗卫生机构间形成伙伴关系,但总体上的合作密切性还有待进一步提高。尽管基层医疗卫生机构实施国家基本公共卫生服务项目,为临床诊疗和公共卫生服务的整合提供可能,但实际还受到经费来源、监管、考评和管理等方面的制约,使得工作流的交互或信息流的共享受限。例如,对同一患者、同一次就诊过程中产生的公共卫生服务中的居民健康档案、临床诊疗的病历记录,分别记录和保存,难以形成围绕患者的整合服务。

第四,服务连贯性。基层医疗卫生机构应当在围绕满足个体健康需求,以及协调疾病预防、管理和治疗等方面发挥更加核心的作用。但要真正实现这一目标,还面临很多的困难。首先,固定服务关系是提供连贯性服务的基础。家庭医生签约服务在推进慢性病服务连贯性方面的效果还有待进一步的观察。其次,患者普遍没有意识到诊疗连贯性的重要意义,希望能自主选择医生是目前患者的优先选择,这与立足基层的连贯服务关系相悖。此外,基层医疗卫生机构"信息连贯性"差、电子病历系统兼容性不强也限制了对患者信息的整合和分析。辖区居民集中统一的健康档案系统,是基本公共卫生服务实现覆盖"全生命健康周期"健康管理的基础,但目前的利用尚有待提高。最后,进一步突破基层医疗卫生机构与综合医院间的信息壁垒,提高"管理连贯性"也是促进或实现慢性病服务连贯性的基石。

基层医疗卫生体系建设和改革目前仍面临多方面的挑战,影响包括心脑血管疾病在内的慢性病连续、完整服务的质量和价值,持续推进是强化基层医疗卫生机构和人员心脑血管疾病的防控能力与质量的关键环节。相比于专科医院，基层医疗卫生机构能够结合社会处方（即医务人员为患者介绍社区支持服务，以改善他们的健康和福利）和社区参与策略，更适合实施心脑血管疾病等慢性病的全生命周期干预。

第5章 基层心脑血管疾病的防控试点及成效

5.1 高血压防控的基层适宜技术

高血压是最常见的心血管病,具有患病人数众多、起病隐匿、危害大、后备军庞大的特点。1958年、1980年、1991年、2002年、2012年和2018年的全国范围抽样调查显示,我国18岁及以上居民高血压的患病率分别为5.8%、7.7%、13.6%、18.8%、25.2%和27.5%,年均增长3.6%,并且农村的患病率上升迅速,城乡的差距日渐缩小。高血压是心血管病(如冠心病、脑血管病、心力衰竭、心律失常)的主要病因,血压未得到控制是心血管病发病率增高的重要因素。我国高血压的防治效果经过近50年的努力有所提高,但2018年中国慢性病及危险因素监测调查显示我国居民的高血压知晓率、服药率和控制率分别为41.0%、34.9%、11%,仍存在"三低"现象。提高高血压"三率"的主要战场还是在基层。

为提高社区高血压的防治效果,浙江省心脑血管病防治研究中心牵头申请并开展"十二五"国家科技支撑计划课题"高血压基层规范化防治的适宜技术研究、评价与推广"项目,针对基层防治的薄弱环节,在需求评估的基础上,应用德尔菲法筛选基层高血压管理的适宜技术,编写出版《高血压及相关疾病防治指南实践指导手册》《高血压患者自我管理》等书，涵盖高血压规范诊断、靶器官损伤筛查、优化降压药物方案、难治性高血压筛查、患者自我管理和易患人群管理等技术，并进行有机整合从而形成统一的规范化技术方案；同时，应用网络平台实现危险因素分层、人群自动分类提示管理，通过培训、督导在基层社区的推广与应用，促进社区高血压规范化管理的开展。

经过2年的社区实践和效果评价，发现高血压早期筛查诊断技术提高了基层高血压的规范诊断率；基层适宜的靶器官筛查技术提高了危险分层的准确性，显著提高分级管理的规范管理率；优化药物方案和基层难治性高血压筛查流程，显著提高了高血压治疗率和控制率；规范培训高血压患者和易患人群的自我管理技术，提高了基层医务人员和人群的高血压防治知识的知晓率。卫生经济学评价显示，干预社区的增量成本较低，每降低1mmHg收缩压的成本比对照社区节约12.36元。

通过社区实践和效果评价，项目组优化完善管理流程，最终形成"高血压基层适宜防治技术规范"。其被浙江省卫生健康委员会采纳为《浙江省高血压社区综合防治工作规范》（浙卫办疾控〔2016〕5号）并发至全省各市、县卫健委，为浙江省社区高血压综合防治的技术标准和考核标准。

浙江省心脑血管病防治研究中心在此基础上，持续推动高血压的适宜技术，包括社区远程血压监测（动态血压、家庭血压），靶器官损害监测技术（尿微量白蛋白、颈动脉超声、动脉弹性等），心血管病风险简易查表法，降压方案调整简化流程等技术，从而在社区得到推广与应用，取得了良好的成效。

5.2　血脂异常的社区综合防控试点

近年来,随着经济发展和人民生活方式的改变,血脂异常患病率逐渐增高。多个前瞻性队列研究已证实,高胆固醇血症,特别是高 LDL-C 血症,增加心血管病的发病风险。基层是血脂异常防控的主战场,虽然近年来大型综合性医疗机构临床上高度重视血脂异常在缺血性心血管病二级预防的干预治疗,领域内的专家相继制定了防治指南,强调胆固醇在致动脉粥样硬化性心血管病中的关键作用,关注总体的心血管危险评估,坚持基于动脉粥样硬化性心血管病危险设定降脂目标,推荐 LDL-C 作为首要的干预靶点及强调生活方式是基础和药物治疗的重要的防控手段。但临床诊疗指南强调科学性和严谨性,在基层落地受限于医疗机构定位、资源和能力,加上医务人员的防治知识有待提高、适宜基层的防治技术缺乏、转化体系不健全等因素,人群血脂异常防治,尤其是风险评估和药物治疗方面,仍有较大的提升空间,表现在目前人群血脂异常知晓率、治疗率和控制率的总体水平仍较低[60],是当前心血管病防控的重要短板。这些问题在浙江省尤为明显。

为促进社区血脂异常的防治工作,浙江省心脑血管病防治研究中心通过开展"人群血脂异常综合防治技术转化体系研究及评价"项目,将临床血脂异常防治指南转化为基层适宜的技术,制定流程化的血脂异常基层健康管理规范并进行应用效果和卫生经济学评价,为卫生行政部门制定血脂异常公共卫生防治策略提供技术规范、科学证据和政策依据。

首先,通过文献梳理、整理归纳、专家访谈等手段,凝练出"血脂异常基层综合干预"的概念及要素,即基层卫生服务机构在血脂异常防治过程中对一般人群、高危人群或(和)血脂异常患者所采取的干预措施、操作流程及管理制度等技术形式的总称,应符合循证、安全、可靠和易行的特征。同时,明确技术措施涉及血脂异常的检出、诊断、评估、治疗、管理和评价环节,制定涵盖人群筛查分类诊断、患者的心血管风险评估、全人群分类管理、生活方式干预和降脂药物治疗等血脂异常社区控制的全环节的综合干预技术规范(表5.1),为进一步推广开展、评价社区血脂异常人群的管理奠定了基础。

表5.1　血脂异常基层综合干预筛选的关键技术和主要内容

关键技术	主要内容
管理流程	将筛查、诊断、评估、目标确定、干预治疗、分类管理和双向转诊做到人群全流程闭环管理
诊断技术	将人群分为一般人群、高危人群和血脂异常患者
风险评估技术	心血管病10年危险分层评估内容与流程
干预技术	非药物干预和药物干预
随访管理技术	对一般人群、高危人群和血脂异常患者分类管理,血脂异常患者分级为强化和常规分类管理,各类各级随访管理内容
自我管理技术	个体评估、知信行教育内容和辅助工具手段
双向转诊技术	明确转诊指征和流程
效果评价技术	过程性评价指标和效果性评价指标及指标计算方法

其次,通过基于指南建立信息化辅助评估系统来开展血脂异常10年心血管病的风险评估,将基层血脂异常管理的目标值标准化,将血脂异常管理的关键环节易化。在建立血脂异常防治技术转化平台的基础上,通过临床数据库和网络管理平台,完成面向基层的血脂异常综合干预技术方案的转化。

然后,以社区为单位实施综合干预,验证干预效果,评价投入产出的效益。评价表明,血脂异常防控知识的调查显示,通过干预基层医疗单位血脂异常(包括诊断、风险评估、治疗目标、治疗原则、非药物治疗、药物治疗),从培训前的40%~50%提升到70%~98%。经济学评价结果显示,尽管与对照组相比,干预组的成本相对更高,但从效果和效用两方面来看,干预组均优于对照组;成本效用分析显示,相较于对照组,干预组每额外获得一个伤残调整寿命年,需要花费12752元,显著低于浙江省1倍人均GDP10.06万元,表明干预方案具有绝对的经济性;成本效益分析显示,干预方案与对照方案的增量效益成本比为8.5∶1,即在该干预方案下每投入1元,可以获得8.5元的效益。

最后,在已形成的基层社区高血压、糖尿病规范管理工作的基础上,将血脂异常防治指南转化为基层适宜的技术,形成政策文件(《浙江省血脂异常人群健康管理工作规范(2021版)》)和学术规范(《血脂异常基层健康管理规范》),在政府和学术两个层面进行倡导,从而促进基层血脂异常的防控工作。

5.3 "三高共管"的基层实践

作为中国经济快速发展的地区,浙江省居民生活水平日益得到提高,疾病谱悄然发生改变。除高血压、糖尿病之外,血脂异常作为最重要的心血管病的危险因素之一,也呈快速增长的趋势,其中,大部分存在共病情况。高血压、糖尿病和血脂异常共病不仅大大提高了远期冠心病、卒中等严重的心血管病的患病风险,也给心血管病社区防控相关的管理和服务带来了进一步的挑战。

从心血管病防控工作的角度出发,共病管理实践的目标是涵盖围绕如何建立以心血管病防控为中心的共病管理实践和研究方案、开发及推广应用共病风险的评估工具、开展共病共有病因及机制研究,以及制定共病管理规范性指南/共识等多个维度。如何推进社区"高血压病、糖尿病、血脂代谢异常"的"三高共管"防治举措,探索区域化干预模式,逐步将血脂管理纳入基本公共卫生服务项目的高血压、糖尿病管理体系，浙江省心脑血管病防治研究中心利用牵头实施的心血管病高危筛查与综合干预项目为契机，开展了一些有益的尝试。

在国家和浙江省卫生健康委员会的领导下，在国家心血管病中心和兄弟省份专家的支持下，以浙江省心脑血管病防治研究中心为专业龙头，在各级心血管病防治专业机构、疾控中心、医院和社区的参与配合下，在先期国家试点（杭州市2013—2016年）的基础上，按照培训先行、项目推动、科研支撑、规范管理，积极探索、整合推动社区"三高共管"的工作。①培训：通过结合业务提升、项目工作、继续教育等机会，融合线上和线下培训，以血脂异常诊断治疗管理等基础切入，整合与高血压病、糖尿病共患管理中存在的难点和共性问题及医防整合要点进行重点强化。②项目：2014年10月，浙江省启动"心血管病高危人群早期筛查和综合干预项目"，在35~75岁社区常住人群中开展心血管病的风险筛查，并对筛出的高危人群进行随访管理，至今已实施近10年。2017年9月，浙江省11个县/市启动省部共建"血脂异常社区防治项目"，覆盖35岁以上的常住居民11000人，开展血脂筛查和全人群管理。通过推广理念、内容覆盖、形成社区综合干预措施，在2个项目区域内开展试点工作，促进"三高共管"举措落地。③科研：中心开展了相应的研究，在描述浙江省血脂异常、血脂的不同诊断的临床切点及其危险因素流行情况的基础上，搭建高血压和血脂异常技术转化平台，开发包括自我管理在内的高血压、血脂异常干预适宜技术，评估实施效果。④规范管理：基于既往的基层高血压防治经验和目前全省血脂异常的防治工作现状，浙江省心脑血管病防治研究中心组织专家起草了《浙江省血脂异常防治管理规范》，并结合前期《浙江省高血压、糖尿病社区综合防治工作规范》推广应用的实践经验，修改优化计划并下发实施，力求实现规范性、可行性和流程化。

　　另外,心血管病高危人群的筛查与综合干预管理作为一项技术路线明确、成本效益好的防控项目,遵循国家心血管病中心制定的统一策略措施,实施早诊早治,降低高危人群的发病风险,促进心血管病早期发现,开展个性化的健康干预,为降低我国居民心血管病的致残率和致死率、延长国民的期望寿命、有效控制医疗费用的增长趋势、提高国民的健康生活品质发挥了实实在在的作用。浙江省自2014年开始实施国家重大公共卫生项目"心血管病高危人群早期筛查与综合干预项目",逐步扩展至项目点,覆盖全省11个市。截至2022年底,初筛人群达21.54万,开展心血管病高危人群调查4.8万,长期随访干预15.77万人次。

　　心血管病高危人群的早期筛查与综合干预工作的核心是将防控工作精准聚焦于从人群中检出的心血管病高危对象,根据心血管的总体危险分层进行分类,结合高危对象个体的危险及疾病情况,进行有针对性的个体化综合干预。其中,对10年心血管病风险≥20%且目前未患病的人群开展危险行为因素干预,提供和指导个性化健康生活方式的建议,包括合理膳食、适量运动、控制体重、戒烟限酒、心理平衡等,强调规范疾病诊治和以自我管理知识技能培养为目标的小组健康教育与疾病管理;对血压、血糖和血脂异常者,按照《浙江省高血压、2型糖尿病高危人群管理工作规范(2016年版)》(浙卫办疾控〔2016〕5号)和《中国成人血脂异常防治指南(2016年修订版)》以及《浙江省血脂异常社区综合防治综合规范》进行规范诊治,同时在生活方式干预的基础上,开展"三高共管"综合干预;对心脑血管疾病患者提供个性化药物治疗和健康建议,包括规范诊断评估、生活方式干预、合理进行药物治疗、抗栓治疗、提供康复指导和持续的心血管风险监测等服务。与基线初筛水平相比,到2022年底,高危对象的平均收缩压、平均舒张压由159.4mmHg、88.9mmHg分别下降到145.4mmHg、83.1mmHg,血总胆固醇、低密度脂蛋白由5.31mmol/L、

2.96mmol / L 分别下降至 4.97mmol / L、2.80mmol / L，血糖水平由 6.49mmol/L 下降至 6.06mmol/L，高危人群综合干预取得了初步的成效。

综上，高血压、高血糖和血脂异常基层"三高共管"涵盖了早期筛查评估及联合控制的危险因素，明确基层临床实践中的综合评估、共病管理、多重用药等适宜技术和共病应对的机制，包括共病诊疗模式、共病用药策略、共病医护团队及健康管理服务体系建设等内容，浙江省开展的一系列"三高共管"的研究、转化和实践活动，促进了干预措施进一步整合从而提升基层现有慢性病的管理和服务效能。

第6章 疾病风险变化、负担预测及干预效果

6.1 疾病风险变化

心脑血管疾病的主要危险因素的流行水平随时间的推移发生变化，其中，多项有随时间减轻的趋势，可能带来未来疾病负担下降的效果。但是，这样的发展趋势能否确保《健康浙江 2030行动纲要》中"到2030年，包括心脑血管疾病死亡率在内的重大慢性病导致的过早死亡率上升趋势得到有效遏制和趋于较低水平"目标的实现，仍是制定防控策略所亟待回答的问题。高危筛查项目在入选后在未接受干预的自然人群中开展随机抽样，开展了筛查后3年随访，其中，浙江省共纳入4173人，评价了在个人水平上的主要危险因素，包括收缩压和总胆固醇（表6.1）与血糖及健康行为（表6.2）的变化情况，并和全国平均水平进行了比较。排除年龄增长的因素，反映人群风险随时间变化的情况，为下一步建立浙江省人群中与上述危险因素相关的心脑血管疾病死亡率的发展趋势预测模型、评价随访干预对人群心脑血管疾病死亡率与总死亡率趋势的判定奠定了基础。

表6.1　浙江省年龄及性别标化后收缩压和总胆固醇变化分析的结果

因素	浙江省平均值	全国平均值
收缩压升高	1.8[1.7,1.9]mmHg	1.58[1.54,1.61]mmHg
总胆固醇升高	0.11[0.10,0.12]mmol/L	0.03[0.03,0.03]mmol/L

表6.2　浙江省年龄及性别标化后血糖及健康行为变化分析的结果

因素		浙江省标化率%[95%CI]	全国标化率%[95%CI]
血糖升高转为正常		36.51[28.52,45.09]	51.6[49.9, 53.3]
血糖正常转为升高		0.057[0.000,0.535]	0.5[0.5, 0.6]
净变化率		5.46[4.04,6.88]	5.8[5.5, 6.1]
戒烟率		22.3[17.1,28.2]	32.9[31.6-34.1]
吸烟率		4.96[3.54,6.74]	5.2[4.9, 5.5]
净戒烟率		4.35[3.08,5.62]	6.1[5.8, 6.3]
戒酒率		32.75[27.38,38.49]	46.3[45.1, 47.5]
饮酒率		22.23[19.24,25.45]	10.6[10.2, 11.0]
净戒酒率		9.81[7.95,11.66]	10.6[10.3, 11.0]
全谷物	不足变充足	6.1[4.2, 8.0]	11.2[10.6, 11.8]
	充足变不足	54.0[36.0, 73.0]	75.9[74.1, 77.7]
	不足变充足的净变化率	−0.7[−1.3,0.0]	2.1[1.9, 2.3]
水果	不足变充足	9.5[7.1, 1.19]	25.7[24.8, 26.6]
	充足变不足	22.0[18.7, 25.4]	60.0[58.6, 61.3]
	不足变充足的净变化率	12.5[9.9, 15.2]	3.7[3.4, 4.0]
豆类	不足变充足	11.0[8.5,13.5]	22.7[21.9, 23.5]
	充足变不足	14.6[11.7,17.4]	64.5[62.9, 66.1]
	不足变充足的净变化率	−3.6[−5.1,−2.1]	−3.4[−3.7, −3.1]
畜肉	适量变过多	76.0[55.0, 98.0]	77.4[75.7, 79.1]
	过多变适量	46.0[29.0, 63.0]	12.0[11.4, 12.6]
	过多变适量的净变化率	−3.1[−4.4,−1.7]	1.3[1.5, 1.1]
体力活动不足变充足		6.7[−6.0,0.19.3]	0.5[0.2, 0.7]

　　浙江省未接受干预的自然人群3年随访结果显示,由于人口老龄化和社会整体经济发展、生活习惯等原因,浙江省血压、血糖和血脂的风险仍存在上升的趋势,并且要高于全国水平,尤其是总胆固醇水平近年快速升高。行为变化结果显示,净戒烟率、净戒酒率有所提高,但总体水平

低于全国平均水平;不健康饮食分析显示水果摄入量有显著提高,且高于全国水平,但是在谷物、豆类摄入增加而畜肉减少的膳食结构的改善上不乐观,均低于全国水平;自然人群体力活动增加上有显著提高,且略高于全国水平。这说明群众的健康意识已有所提高,尤其在戒烟、戒酒、增加体力活动和饮食果蔬增加方面,但总体的健康素养水平尚需提高。同时,在自然人群血压、血糖、血脂的防控上需高度关注,加强以膳食、运动和戒烟、戒酒为核心的生活方式的干预,强调人群血压、血糖、血脂的早期规范监测和动态评估,尤其是血脂的管理和控制。

6.2　疾病负担预测

浙江省高危筛查项目使用全国自然人群进行的分析表明,心脑血管疾病的主要危险因素的流行水平正发生变化,其中,多项有随时间减轻的趋势,可能带来未来疾病负担的下降。但是,这样的发展趋势能否确保"健康浙江行动"中心脑血管疾病死亡率下降目标的实现? 各种防控措施对疾病负担趋势能产生什么样的效果? ……这些仍是制定防控策略亟待回答的问题。

基于危险因素的自然变化情况,建立了人群中与之相关的心脑血管疾病死亡率的发展趋势的预测模型。

首先,报告综合目前使用广泛的心脑血管疾病死亡风险预测模型(包括 Framingham、SCORE、QRISK 和 China-PAR),选取年龄、性别、地理位置、城乡、吸烟状态、BMI、腰围、血压、总胆固醇、高密度脂蛋白胆固醇、糖尿病状态这些普遍使用的心脑血管疾病预测因素来纳入分析。

其次,选择基于主体的模型作为预测的方法。模型是在筛查人群队列中,基于每一个人的属性及变化情况建立的。每个主体具有性别、年龄、地理位置、城乡、吸烟状态、BMI、腰围、总胆固醇、高密度脂蛋白胆固醇、糖尿病状态、血压等属性。其中,性别、地理位置、城乡是主体的固定属性,不随着时间的变化而变化;另外的属性为可变属性,会随着时间的变化及其他属性的变化而发生改变。每个人的最终状态为发病或死亡。

模型中,主体之间存在相互作用,主体间的关系服从小世界网络,在网络中互相联系的主体的吸烟状态能够彼此影响,例如,邻近主体中,吸烟的主体越多,该主体就越倾向于在下一步选择吸烟。在模型中假设每个主体连接4个主体,相邻链接分数为0.2。

将主体各个属性的初始概率与转换概率代入模拟模型,模拟得到浙江35~75岁人群心脑血管疾病死亡率及其随着时间的变化趋势。

对浙江省35~75岁人群2021—2030年心脑血管疾病发病趋势进行预测,得到心脑血管疾病的发病率在0.6%~1.0%的区间内呈现一定的上升趋势(图6.1)。

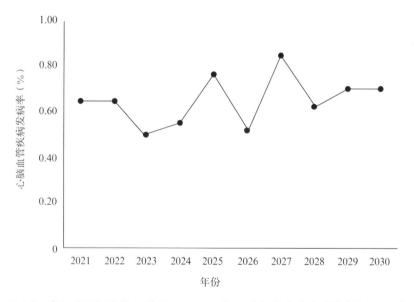

图6.1　浙江省35~75岁人群2021—2030年心脑血管疾病发病率(模拟预测)

　　分别模拟在 2025—2030 年施加不同的干预措施后,人群的心脑血管疾病发病率参考美国 2012—2017 年的降幅,令每年人群平均吸烟率降低约 1%;参考芬兰北卡项目期间的降幅,令每年人群平均收缩压(systolic blood pressure, SBP)下降 1mmHg;参考美国成人胆固醇教育计划期间的降幅,令每年人群平均总胆固醇(total cholesterol, TC)下降 0.1mmol/L。可以看到,针对单个危险因素的干预措施能够在一定时期内使发病趋势降低(图 6.2)。

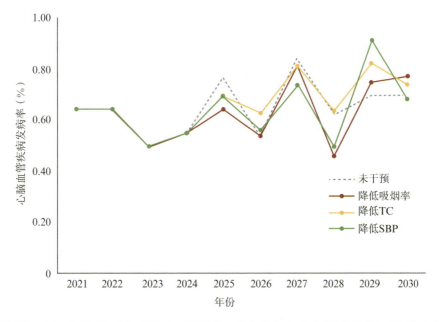

图 6.2　浙江省 35~75 岁人群 2020—2030 年心脑血管疾病发病率(干预模拟预测)对比

　　若不对自然人群施加干预,2020—2030 年浙江省 35～75 岁人群的心脑血管疾病死亡率将在 350/10 万到 650/10 万之间稳定变化,到 2030 年,浙江省人群心脑血管疾病死亡率将达到 548/10 万(图 6.3)。

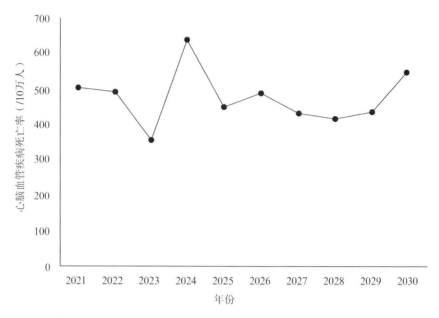

图6.3　浙江省35~75岁人群2020—2030年心脑血管疾病死亡率(未干预模拟)

6.3　干预效果

使用"浙江省高危筛查项目"的高危人群随访数据模拟，对人群的危险因素施加综合干预。干预措施包括：

(1)对生活方式的干预建议，即根据对象的个体情况，提供个性化的生活方式干预建议。

(2)心脑血管疾病一级预防。如果高危对象有高血压、血脂异常、糖尿病等疾病，将在生活方式干预建议的基础上提供个体化的血压、血脂及血糖干预的控制建议。

(3)心脑血管疾病二级预防。如果对象既往已发生心脑血管疾病(冠心病、动脉粥样硬化、心肌梗死及脑卒中等)，向其提供个体化的药物治疗及康复建议。

经过生活方式干预、心血管病一级预防、心血管病二级预防的综合干预后,人群的吸烟、血压、血糖、总胆固醇、肥胖情况均明显得到改善。收缩压的上升趋势转变为下降趋势,变化幅度由平均每年增加 0.95mmHg 变为下降 6.54mmHg,即收缩压的下降幅度增加了 7.49mmHg。总胆固醇由每年上升 0.08mmol/L 变为下降 0.02mmol/L。高密度脂蛋白胆固醇由每年下降 0.005mmol/L 变为下降 0.002mmol/L,即高密度脂蛋白胆固醇的下降幅度减缓了 0.003mmol/L。BMI 的上升趋势转变为下降趋势,由平均每年上升 0.08 变为下降 0.19,即身体质量指数的下降幅度增加了 0.27。

可以看到,若在 2024 年初在浙江省开展人群筛查和综合干预,在短期内心脑血管疾病死亡率与未干预时相比将呈现下降趋势——在不施加干预的情况下,2024—2030 年心脑血管疾病死亡率将分布在 400/10 万到 650/10 万之间,施加干预后,心脑血管疾病死亡率降低到了 200/10 万到 450/10 万。但随着时间推移,心脑血管疾病死亡率将逐渐接近未施加干预的水平(图 6.4)。

另外,模拟 2025—2030 年持续医疗服务改善对心脑血管疾病死亡率趋势的影响,分别模拟院内病死率每年相对下降 2%,以及急危患者住院治疗率每年升高 5%,心脑血管疾病死亡率的趋势能够得到明显改善(图 6.5)。

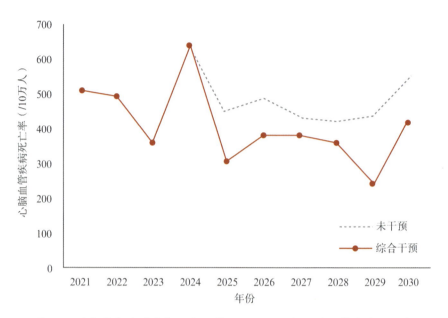

图 6.4　施加综合干预后浙江省人群 2020—2030 年心脑血管疾病死亡率

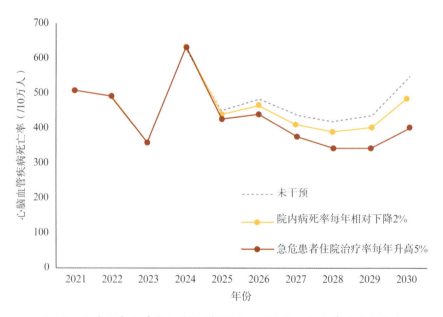

图 6.5　医疗服务改善浙江省人群 2020—2030 年心脑血管疾病死亡率

综上可见,尽管血压、血糖和血脂等部分心脑血管疾病危险因素的流行情况在逐渐减轻,现有的人群风险早期筛查与综合干预项目能够通过提升危险因素的管理水平,对降低死亡率起到一定的作用。

第7章　思考与建议

7.1　应对流行变化,强化心脑血管疾病高危人群干预

　　浙江省心脑血管疾病流行有其特点,农村居民和男性是心脑血管疾病死亡的高危人群;心脑血管疾病对期望寿命的影响较大,尤其是脑血管病。浙江省高危筛查项目分析显示:浙江省血压、血脂和血糖等疾病风险发生、不健康膳食人群比例高于全国平均水平,缺乏体力活动,表现出明显的区域特征(表7.1),为浙江省未来的防治干预指明了方向。

　　(1)强调生活方式干预,尤其在戒酒、健康膳食和身体锻炼上,开展群体性的健康教育和个性化的健康生活方式干预相结合的健康生活方式干预模式。

　　(2)心脑血管疾病一级预防,必须尽快研发推行浙江省高血压、血脂异常、高血糖"三高共管"模式,提升浙江省心脑血管疾病的防控效能,应对目前浙江省心脑血管疾病的流行趋势。

表7.1　浙江省高危筛查项目心脑血管疾病风险特征与全国水平的比较

因素		浙江省（标化%）	全国（标化%）
高血压		37.2	33.9
高血糖		11.0	12.8
血脂异常		7.4	6.3
肥胖		11.3	16.6
吸烟		23.1	25.0
饮酒		12.3	6.7
不健康膳食	全谷物摄入不足	82.2	72.6
	水果摄入不足	68.0	55.8
	蔬菜摄入不足	37.0	26.2
	豆类摄入不足	67.4	64.0
	畜肉摄入过多	69.3	59.9
缺乏体力活动		79.0	85.6

　　为应对流行变化,浙江省的心脑血管疾病的防控形势有挑战,也有机遇。首先,浙江省人口老龄化程度变化的特点对心脑血管疾病的防控带来新的挑战。浙江省老龄化呈以下特点:①老年化程度继续提高,老龄人口的绝对数量增加;②老龄化存在地区差异,人口流入地和流出地的人口年龄构成的差异明显,影响心脑血管疾病的风险构成,慢性病属地化管理给各地防控系统带来不同的冲击;③城乡差异进一步加大,给原本薄弱的农村慢性病管理带来更大的压力;④老龄化中存在性别结构差异,使得女性心脑血管疾病的防控显得更重要。其次,近年来浙江省疾病风险分布特征和流行研究,为全省心脑血管疾病的防控指明了方向。同时,面对新危险因素的流行趋势、全省防控经验积累和居民健康素养的提高,高危筛查自然人群研究显示,浙江省部分危险因素有随时间减轻的趋势,将会对未来的疾病负担带来影响。浙江省高危筛查项目利用随访中自然人群的数据估算,2015—2030年中国人群的心脑血管疾病死亡率将在200/10万到450/10万之间稳定变化,到2030年,中国人群心脑血

管疾病死亡率将达到256.8/10万,总死亡率将在500/10万到900/10万间波动;同时,应用随访数据模拟,若对人群的危险因素施加综合干预,预测现有的人群风险早期筛查与综合干预项目能够通过提升危险因素的管理水平,对降低死亡率可以起到一定的作用。

因此,围绕《健康浙江 2030行动纲要》中"到2030年,包括心脑血管疾病死亡率在内的重大慢性病导致的过早死亡率上升趋势得到有效遏制和趋于较低水平"的目标,根据心脑血管疾病的流行特征和风险分布变化,积极应对老龄化挑战,前瞻性制定并实施更符合各地实际、有针对性的心脑血管疾病的防控策略,包括借鉴推广项目的经验,在更大的范围内开展心脑血管疾病的早期筛查和综合干预,可以助力健康浙江的目标达成。

7.2　探索实施路径,落实基层"三高共管"

基于目前浙江省心脑血管疾病一级、二级防控现状,需做好以下几方面的工作。

(1)强化高血压、糖尿病的防控成效。通过政策推动,充分利用医共体、医联体等医学模式,开展医疗机构双向互动,提高医疗资源的有效利用。通过基层培训、继续教育、联合培养、进修下沉等多种形式,开展人员队伍建设,尤其是全科和公共卫生复合型人才的培养。开展基层高血压、糖尿病的防控薄弱环节的调查研究,开展有针对性的基层防治适宜技术的研发和推广,尤其是数字健康的智慧化医疗平台建设和人工智能辅助决策系统在基层慢性病管理中的应用,为心脑血管疾病的诊治同质化提供有力的手段和工具。

(2)加强血脂异常的人群健康管理,全面开展"三高共管"。近年来,浙江省开展血脂异常基层防治试点工作,取得了一定的经验,并颁布了

《浙江省血脂异常人群防治社区实施方案》和《基层血脂异常健康管理规范》。要在浙江省基本公共卫生中加入血脂异常管理、实现"三高共管"，开展群众健康教育、定期检测、随访管理和规范诊疗，全面防控心脑血管疾病，提高防控效益。

（3）以开展心脑血管疾病风险评估为契机，强化基于风险分层的重点人群的管理。心脑血管疾病二级预防是降低心脑血管疾病事件的发生率和死亡率的最后环节，针对慢性病基层防控原则，对于稳定性心脑血管疾病患者仍推荐在基层随访管理。建议通过医共体、医联体框架，做好社区—医院的双向转诊、信息互通、规范诊疗和考核评估。切实做好患者预防、保健、诊疗、康复和监测的慢性病全程闭环健康管理。

7.3　调动社会力量，促进民众主动健康

《"健康中国2030"规划纲要》以主动健康概念引领整个规划，提出从源头控制危险因素、创造健康价值，在所有的社会活动中积极应对人口安全危机。主动健康模式是坚持政府主导，充分调动全社会的积极性，强调个人是健康的"第一责任人"，以信息学和生物组学等新技术为支撑，推行健康生活方式，有效监测和干预健康危险因素，促进全民健康的健康管理新模式。基于这样的认识，《健康浙江 2030行动纲要》作为各级党委、政府履职的依据，以及引导卫生与健康领域市场主体行为的指南，做了规划。

《健康浙江 2030行动纲要》的制定和实施，从规划决策、政策制定和策略实施各环节起到了引领、支撑的作用。要实现主动健康，需要结合项目的研究成果，更加广泛地进行社会宣传和动员，加强新闻宣传、体育运动等各方的力量，整合医疗健康、体育、养老和教育等主体，提供涵盖疾病预防、诊断、治疗、康复、护理、健康维护等全健康链条的服务。同

时,针对研究结果,开展科研创新,探寻以服务对象为主体的全人全周期整体化的心脑血管疾病的防治技术,通过居民的主动参与,探索实现早期监测、早期干预和主动随访的主动健康的管理模式。

7.4 构建数字平台,科技创新驱动精准防控

依托大型的前瞻性心血管病高危人群队列的研究平台,运用大数据监测,探索早期的风险预测模型。通过建立的人群队列数据资源,实现预测、预警和预防的功能。采用多模态信息融合技术,使用机器学习手段,构建心血管病高危人群的早期风险预测模型。队列研究数字平台在辅助医疗评估、医疗决策、开展转化医学研究、人群干预方面发现和验证可改变的致病危险因素,实现由观察性研究转化为公共卫生政策实施和循证干预。以循证医学为基础,开展人工智能辅助决策系统,助力心脑血管疾病的防控,尤其是数字健康对以居民为第一责任人的健康管理模式的探索,创新开展未来型健康的管理模式,进一步提升心脑血管疾病患者及高危人群的主动健康能力,提升健康管理的效能。

7.5 重视人才建设,提升基层医疗机构的服务软实力

面对心脑血管疾病的流行和变化特征,实施以社区为基础的综合防治措施是控制心脑血管疾病的有效途径,但其面临着机构和人员防控能力不足、质量有待提升的挑战。尽管浙江省高血压和高血糖人群知晓率、治疗率和控制率,以及冠心病和脑卒中二级预防用药的比例,整体优于全国平均水平,但尚未实现全面降低心脑血管疾病发病率和死亡率的目标。心脑血管疾病的防控能力和质量提升离不开人才队伍的培养。

人才队伍建设着重在人才能力培养和人才管理机制的建设。人才能力培养强调培训和实践,提高医务人员业务和服务能力是提高浙江省心脑血管疾病防治效果的主要措施。浙江省县域医共体建设的起步较早,作为构建整合型医疗卫生服务体系的主要抓手和深化县域综合基层医改的重要平台,以提升临床诊疗能力、建立分级诊疗格局为核心目标,在全国范围内具有典型性的意义。以慢性非传染性疾病行政管理职能调整为契机,结合浙江省县域医共体和医联体的建设改革,围绕心脑血管疾病的危险行为改变和基本医疗服务,在医改框架内从促进医疗机构更好地履行包括慢病防治在内的公共卫生职能着手,以促进基层医疗机构提供整合、连续的健康管理和临床服务、高质量的诊疗服务,提高基层心血管防治服务的可及性显得尤为重要。

参考文献

[1] LIU S，LI Y，ZENG X，et al. Burden of cardiovascular diseases in China，1990—2016：findings from the 2016 global burden of disease study. JAMA Cardiology，2019，4(4)：342-352.

[2] THE WORLD BANK. Toward a healthy and harmonious life in China：stemming the rising tide of non-communicable diseases. [2024-01-29]. https://ncdalliance.org/sites/default/files/Stemming%20the%20Rising%20Tide%20of%20NCDs.pdf..

[3] 张毓辉，翟铁民，柴培培，等. 我国心脑血管疾病治疗费用核算及预测研究. 中国卫生经济，2019，38(5)：18-22.

[4] 费方荣，俞敏，钟节鸣，等. 2016年浙江省居民心脑血管疾病死亡及去死因期望寿命分析. 预防医学，2018，30(9)：865-869.

[5] FORD E S，AJANI U A，CROFT J B，et al. Explaining the decrease in U.S. deaths from coronary disease，1980—2000. New England Journal of Medicine，2007，356(23)：2388-98.

[6] UNAL B，CRITCHLEY J A，CAPEWELL S. Explaining the decline in coronary heart disease mortality in england and wales between 1981

and 2000. Circulation, 2004, 109(9): 1101-1107.

[7] LI X, LU J, HU S, et al. The primary health-care system in China. Lancet, 2017, 390(10112): 2584-2594.

[8] LI Y, YANG L, WANG L, et al. Burden of hypertension in China: a nationally representative survey of 174621 adults. Int J Cardiol, 2017, 227: 516-523.

[9] WANG Z, CHEN Z, ZHANG L, et al. Status of hypertension in China: results from the China hypertension survey, 2012—2015. Circulation, 2018, 137(22): 2344.

[10] Organisation for Economic Co-operation and Development. Health care quality indicators-primary care. [2023-12-11].https://www.oecd. org/els/health-systems/hcqi-primary-care.htm.

[11] Center for Health Statistics and Information NHaFPC. An analysis report of national health services survey in China, 2013. Beijing: Peking Union Medical College Publish House, 2015.

[12] WANG L, GAO P, ZHANG M, et al. Prevalence and ethnic pattern of diabetes and prediabetes in China in 2013. JAMA, 2017, 317(24): 2515.

[13] SUN M, RASOOLY A, JIAN W. Quality of primary health care in China: an analysis of data from a nationwide longitudinal survey. Lancet, 2018, 392: S74.

[14] POWELL-WILEY TM, POIRIER P, BURKE L E, et al. Obesity and cardiovascular disease: a scientific statement from the american heart association. Circulation, 2021, 143(21): e984-e1010.

[15] GBD 2019 Risk Factors Collaborators. Global burden of 87 risk

factors in 204 countries and territories，1990—2019：a systematic analysis for the global burden of disease study 2019. Lancet，2020，396（10258）：1223-1249.

[16] DAI H，MUCH A A，MAOR E，et al. Global，regional，and national burden of ischaemic heart disease and its attributable risk factors，1990—2017：results from the global burden of disease study 2017. European Heart Journal Quality of Care & Clinical Outcomes，2022，8（1）：50-60.

[17] Global，regional，and national burden of stroke and its risk factors，1990—2019：a systematic analysis for the global burden of disease study 2019. Lancet Neurology ，2021，20（10）：795-820.

[18] LV J，YU C，GUO Y，et al. Adherence to healthy lifestyle and cardiovascular diseases in the Chinese population. J Am Coll Cardiol，2017，69（9）：1116-1125.

[19] 中华医学会心血管病学分会,中国康复医学会心脏预防与康复专业委员会,中国老年学和老年医学会心脏专业委员会,等.中国心血管病一级预防指南.中华心血管病杂志,2020,48（12）:1000-1038.

[20] MILLWOOD I Y，WALTERS R G，MEI X W，et al. Conventional and genetic evidence on alcohol and vascular disease aetiology：a prospective study of 500000 men and women in China. Lancet，2019，393（10183）：1831-1842.

[21] WOOD A M，KAPTOGE S，BUTTERWORTH A S，et al. Riskthresholds for alcohol consumption：combined analysis of individual-participant data for 599 912 current drinkers in 83 prospective studies. Lancet，2018，391（10129）：1513-1523.

[22] 中华预防医学会,中华预防医学会心脏病预防与控制专业委员会,中华医学会糖尿病学分会,等.中国健康生活方式预防心血管代谢疾病指南.中华健康管理学杂志,2020,14(2):113-134.

[23] 中国心血管病一级预防指南.实用心脑肺血管病杂志,2021,29(1):44,64.

[24] Healtheffects of dietary risks in 195 Countries, 1990—2017: a aystematic analysis for the global burden of disease study 2017. Lancet, 2019,393(10184):1958-1972.

[25] BECERRA-TOMÁS N, BLANCO MEJÍA S, VIGUILIOUK E, et al. Mediterraneandiet, cardiovascular disease and mortality in diabetes: a systematic review and meta-analysis of prospective cohort studies and randomized clinical trials. Critical Rreviews in Food Science and Nutrition, 2020,60(7):1207-1227.

[26] 杨月欣,张环美.《中国居民膳食指南(2016)》简介.营养学报,2016, 38(3):209-17.

[27] MEDEIROS G, AZEVEDO K, MESQUITA G, et al. Red meat consumption, risk of incidence of cardiovascular disease and cardiovascular mortality, and the dose-response effect: protocol for a systematic review and meta-analysis of longitudinal cohort studies. Medicine(Baltimore), 2019,98(38):e17271.

[28] KWOK C S, GULATI M, MICHOS E D, et al. Dietarycomponents and risk of cardiovascular disease and all-cause mortality: a review of evidence from meta-analyses. European Journal of Preventive Cardiology, 2019,26(13):1415-1429.

[29] MOORE S C, PATEL A V, MATTHEWS C E, et al. Leisure time physical activity of moderate to vigorous intensity and mortality: a

large pooled cohort analysis. PLoS Medicine，2012，9（11）：e1001335.

[30] BENNETT D A，DU H，CLARKE R，et al. Association of physical activity with risk of major cardiovascular diseases in chinese men and women. JAMA Cardiol，2017，2（12）：1349-1358.

[31] ETTEHAD D，EMDIN C A，KIRAN A，et al. Blood pressure lowering for prevention of cardiovascular disease and death：a systematic review and meta-analysis. Lancet，2016，387（10022）：957-967.

[32] BUNDY J D，LI C，STUCHLIK P，et al. Systolic blood pressure reduction and risk of cardiovascular disease and mortality：a systematic review and network meta-analysis. JAMA Cardiology，2017，2（7）：775-781.

[33] 《中国老年2型糖尿病防治临床指南》编写组.中国老年2型糖尿病防治临床指南（2022年版）.中国糖尿病杂志，2022，30（1）：2-51.

[34] CAI X，ZHANG Y，LI M，et al. Association between prediabetes and risk of all cause mortality and cardiovascular disease：updated meta-analysis. BMJ（Clinical Research），2020，370：m2297.

[35] 中华医学会糖尿病学分会.中国2型糖尿病防治指南（2020年版）.中华内分泌代谢杂志，2021，37（4）：311-398.

[36] 中华医学会，中华医学会临床药学分会，中华医学会杂志社，等.血脂异常基层合理用药指南.中华全科医师杂志，2021，20（1）：5.

[37] 诸骏仁，高润霖，赵水平，等.中国成人血脂异常防治指南（2016年修订版）.中国循环杂志，2016，31（10）：937-953.

[38] ALABOUSI M，ABDULLAH P，ALTER D A，et al. Cardiovascular risk factor management performance in Canada and the United

States：a systematic review. Canadian Journal of Cardiology ，2017，33(3)：393-404.

[39] LI Z, HOU J, LU L, et al. Onresidents' satisfaction with community health services after health care system reform in Shanghai，China，2011. BMC Public Health，2012，12 Suppl 1：S9.

[40] SYLVIA S, SHI Y, XUE H, et al. Survey using incognito standardized patients shows poor quality care in China's rural clinics. Health Policy Plan，2015，30(3)：322-333.

[41] LU J, LU Y, WANG X, et al. Prevalence，awareness，treatment，and control of hypertension in China：data from 1.7 million adults in a population-based screening study (China PEACE Million Persons Project). Lancet，2017，390(10112)：2549-2558.

[42] SU M, ZHANG Q, BAI X, et al. Availability，cost，and prescription patterns of antihypertensive medications in primary health care in China：a nationwide cross-sectional survey. Lancet，2017，390(10112)：2559-2568.

[43] MENG Q,YANG H,CHEN W,et al. People's Republic of China health system review. Health Systems in Transition，2015，5(7)：1.

[44] National Health and Family Planning Commission of the People's Republic of China. China health and family planning statistical yearbook 2017. Beijing：Peking Union Medical College Publishing House,2018.

[45] LI X, JI Y. Prescription analysis of anti-hypertensive drugs for community hospital outpatient in Shanghai. World Clinical Drugs，2014,35(10)：611-616.

[46] YAN W，LIN J. Analysis of drug application for elderly patients with hypertension in a community from 2010 to 2012. Clinical Medical & Engineering，2014，(11)：1501-1503.

[47] State Council，Central Committee of the Communist Party of China. Guidance of the State Council on the establishment of a general practitioner system.[2023-12-11].http://www.gov.cn/zwgk/2011-07/07/content_1901099.htm.

[48] National Health Commission of the People's Republic of China. China health statistical yearbook 2019. Beijing：Peking Union Medical College Publishing House，2019.

[49] Ministry of Health of the People's Republic of China. China health statistical yearbook 2013. Beijing：Peking Union Medical College Publishing House，2014.

[50] 单红娟,郭瑶鑫,魏洪娟.黑龙江省社区卫生人力资源现况分析.中国卫生经济,2013(12):62-64.

[51] 俞蔚,张洁,丁芳.血脂异常基层健康管理规范.心脑血管病防治,2021,21(2):105-112.

[52] World Organization of National Colleges，Academies and Academic Associations of General Practitioners/Family Physicians. ICPC-2：1998.

[53] 陈荃,万艳丽,王岩,等.我国基层医疗卫生信息系统功能建设与应用现状研究.中国医院管理,2016,36(9):41-44.

[54] National Health and Family Planning Commission of the People's Republic of China. National basic public health service specification (third edition). [2023-12-11]. http://www.nhfpc.gov.cn/jws/s3578/

201703/d20c37e23e1f4c7db7b8e25f34473e1b.shtml .

[55] National Health Commission of the People's Republic of China. Guiding opinions on standardized management of contract service by family doctors. [2023-12-11].http://www.nhc.gov.cn/jws/s7874/201810/ be6826d8d9d14e849e37bd1b57dd4915.shtml.

[56] LIU C, WU Y, CHI X. Relationship preferences and experience of primary care patients in continuity of care: a case study in Beijing, China. BMC Health Service Research, 2017, 17(1):585.

[57] 《中国心血管健康与疾病报告 2022》编写组.《中国心血管健康与疾病报告 2022》要点解读. 中国心血管杂志, 2023, 28(4):297-312.

[58] 胡世云, 俞蔚, 徐小玲, 等. 浙江省 35~75 岁常住居民血脂异常情况调查. 预防医学, 2020, 32(5):437-441.

[59] KANNEL W B, MCGEE D, GORDON T. A general cardiovascular risk profile: the framingham study. The American Journal of Cardiology, 1976, 38(1): 46-51.

[60] CONROY R M, PYÖRÄLÄ K, FITZGERALD A P, et al. Estimation of ten-year risk of fatal cardiovascular disease in Europe: the SCORE project. European Heart Journal, 2003, 24(11): 987-1003.

[61] HIPPISLEY-COX J, COUPLAND C, VINOGRADOVA Y, et al. Derivation and validation of QRISK, a new cardiovascular disease risk score for the United Kingdom: prospective open cohort study. BMJ (Clinical Research), 2007, 335(7611): 136.

[62] YANG X, LI J, HU D, et al. Predicting the 10-year risks of atherosclerotic cardiovascular disease in Chinese population: the China-PAR project (prediction for ASCVD risk in china). Circulation,

2016,134(19):1430-1440.

[63] 浙江省统计局.浙江省第七次人口普查系列分析之八:人口老龄化,2022.
[2023-12-11].https://tjj.zj.gov.cn/art/2022/7/22/art_1229129214_
4956232.html?eqid=d33d80af0091df13000000026437679c.

[64] DONG E, ZHENG X. Building a chronic diseases prevention and
rehabilitation system throughout the life span to proactively respond
to the challenges of accelerated population aging. China CDC Weekly,
2022,4(39):863-865.

[65] LIU J, LI W, YAO H, et al. Proactive health: an imperative to
achieve the goal of healthy China. China CDC Wkly, 2022,4(36):
799-801.

[66] 弓孟春,刘莉,王媛媛,等.主动健康管理模式的构建策略.科技导报,
2022,40(6):93-98.

[67] 吴息凤.健康医疗大数据助力健康中国建设.信息化建设,2020(11):2.

[68] 颜梦瑶,王浩.膳食模式与心脑血管疾病的流行病学研究进展.浙江
预防医学,2020(10):32.

[69] 2020年浙江民生发展报告之卫生健康篇.政策瞭望,2021(8):30-32.

[70] 郝姝琦."强基层"背景下县域医共体建设对公共卫生服务水平的影响
因素研究.杭州:浙江大学,2020.

[71] 张平.县域医共体建设的浙江承载.卫生经济研究,2018(12):3-6.

[72] 孙梦.县域医共体下的"两慢病"分级诊疗改革.中国卫生,2020(10):36.

[73] 王秀萍,尚晓鹏,陈定湾,等.县域医共体公共卫生工作绩效评价指标
体系构建.预防医学,2020,32(9):869-872.

附　录

附录1　筛查人群的基本特征

附表1.1为筛查人群的基本特征。

附表 1.1　筛查人群的基本特征

	内容	合计	女性	男性	农村	城市
	总计	206168	118038	88130	159941	46227
	女性	118038(57.3%)	118038(100%)	0(0)	91537(57.2%)	26501(57.3%)
	年龄(岁)	57.1±9.4	56.6±9.4	57.8±9.4	56.9±9.3	57.6±9.8
	汉族	206006(99.9%)	117947(99.9%)	88059(99.9%)	159816(99.9%)	46190(99.9%)
户口	农业户口	159298(77.3%)	91342(77.4%)	67956(77.1%)	127159(79.5%)	32139(69.5%)
	非农业户口	272204(13.2%)	15773(13.4%)	11431(13%)	19286(12.1%)	7918(17.1%)
	统一居民户口	19642(9.5%)	10915(9.2%)	8727(9.9%)	13473(8.4%)	6169(13.3%)
	不清楚或拒绝回答	24(0)	8(0)	16(0)	23(0)	1(0)
医保	城镇居民基本医疗保险	27106(13.1%)	15293(13%)	11813(13.4%)	14497(9.1%)	12609(27.3%)
	城镇职工基本医疗保险	20420(9.9%)	11248(9.5%)	9172(10.4%)	10734(6.7%)	9686(21%)
	新农村合作医疗	146167(70.9%)	84094(71.2%)	62073(70.4%)	126967(79.4%)	19200(41.5%)
	城乡居民医疗保险	12726(6.2%)	7529(6.4%)	5197(5.9%)	7900(4.9%)	4826(10.4%)
	医疗救助	24(0)	13(0)	11(0)	18(0)	6(0)
	单位商业医疗保险	65(0)	31(0)	34(0)	44(0)	21(0)
	个人商业医疗保险	165(0.1%)	106(0.1%)	59(0.1%)	130(0.1%)	35(0.1%)
	全公费	53(0)	23(0)	30(0)	40(0)	13(0)
	全自费	105(0.1%)	69(0.1%)	36(0)	77(0)	28(0.1%)
	其他	6(0)	4(0)	2(0)	6(0)	0(0)
	无	433(0.2%)	249(0.2%)	184(0.2%)	392(0.2%)	41(0.1%)
	不清楚或拒绝回答	362(0.2%)	216(0.2%)	146(0.2%)	277(0.2%)	85(0.2%)

续表

	内容	合计	女性	男性	农村	城市
家庭年收入(元)	<10000	18814(9.1%)	11772(10%)	7042(8%)	14645(9.2%)	4169(9%)
	10000~50000	99974(48.5%)	57393(48.6%)	42581(48.3%)	76380(47.8%)	23594(51%)
	>50000	56154(27.2%)	30981(26.2%)	25173(28.6%)	39944(25%)	16210(35.1%)
	不清楚或拒绝回答	31226(15.1%)	17892(15.2%)	13334(15.1%)	28972(18.1%)	2254(4.9%)
职业	农民	129949(63%)	72916(61.8%)	57033(64.7%)	108354(67.7%)	21595(46.7%)
	工人	17072(8.3%)	8323(7.1%)	8749(9.9%)	15651(9.8%)	1421(3.1%)
	行政管理人员	607(0.3%)	229(0.2%)	378(0.4%)	379(0.2%)	228(0.5%)
	行政办事人员	882(0.4%)	367(0.3%)	515(0.6%)	554(0.3%)	328(0.7%)
	专业技术人员	2860(1.4%)	1193(1%)	1667(1.9%)	1778(1.1%)	1082(2.3%)
	商业,服务业工作	2954(1.4%)	1547(1.3%)	1407(1.6%)	1729(1.1%)	1225(2.6%)
	私营业主	5313(2.6%)	2472(2.1%)	2841(3.2%)	3879(2.4%)	1434(3.1%)
	军人	4(0)	1(0)	3(0)	2(0)	2(0)
	其他从业人员	4865(2.4%)	1894(1.6%)	2971(3.4%)	2391(1.5%)	2474(5.4%)
	退休	11112(5.4%)	6160(5.2%)	4952(5.6%)	4822(3%)	6290(13.6%)
	失业	681(0.3%)	100(0.1%)	581(0.7%)	452(0.3%)	229(0.5%)
	家务	28041(13.6%)	21985(18.6%)	6056(6.9%)	18360(11.5%)	9681(20.9%)
	不清楚或拒绝回答	1828(0.9%)	851(0.7%)	977(1.1%)	1590(1%)	238(0.5%)
教育	小学及以下	132279(64.2%)	81518(69.1%)	50761(57.6%)	108837(68%)	23442(50.7%)
	初中	53200(25.8%)	26738(22.7%)	26462(30%)	37814(23.6%)	15386(33.3%)
	中专	9408(4.6%)	3973(3.4%)	5435(6.2%)	6145(3.8%)	3263(7.1%)
	大学及以上	4368(2.1%)	1845(1.6%)	2523(2.9%)	2345(1.5%)	2023(4.4%)
	不清楚或拒绝回答	1539(0.7%)	853(0.7%)	686(0.8%)	1485(0.9%)	54(0.1%)

附录2 指标说明

附表2.1为指标说明。

附表2.1 指标说明

名称	生成规则
高血压患病	满足以下任一： 1. 收缩压≥140mmHg，或舒张压>90mmHg 2. 自报服用降血压药物(明确上报药名,或记得药名) 3. 自报高血压病史
高血压知晓	符合高血压患病,有自报高血压病史或自报服用降血压药物
高血压治疗	符合高血压患病,自报服用降血压药物
高血压控制	符合高血压患病,初筛现场测量收缩压<140mmHg 并且舒张压<90mmHg
高血糖患病	满足以下任一： 1. 初筛血检空腹时长≥8h时血糖检测>7mmol/L，或空腹时长<8h或未知时血糖检测≥11.1mmol/L 2. 自报服用降血糖药物(明确上报药名,或记得药名) 3. 自报高血糖病史 注：I期未测血糖,所以高血糖相关变量均从II期开始生成
高血糖知晓	符合高血糖患病,有自报高血糖病史或自报服用降糖药物
高血糖治疗	符合高血糖患病,自报服用降糖药物
高血糖控制	符合高血糖患病,初筛血检<7mmol/L，或空腹时长<8h时血糖检测<11.1mmol/L
血脂异常患病	满足以下任一： 1. TC≥6.2mmol/L，或LDL≥4.1mmol/L 2. 自报服用降血脂药物(明确上报药名,或记得药名)
血脂异常知晓	符合血脂异常患病,有自病史或自报服用降脂药物 注：III期开始询问血脂异常病史题目,所以,血异常知晓这个变量从III期起开始生成
血脂异常治疗	符合血脂异常患病,自报服用降脂药物

名称	生成规则
血脂异常控制	符合血脂异常患病,初筛血检LDL达到《2016年中国成人血脂异常指南》定义的控制目标:极高危者LDL-C<1.8mmol/L;高危者LDL-C<2.6mmol/L;中危和低危者LDL-C<3.4mmol/L
超重或肥胖	BMI≥24kg/m²
肥胖	BMI≥28kg/m²
吸烟	自报当前吸烟
饮酒	每周饮酒次数超过4次
全谷物摄入不足	未达到每日摄入全谷物
水果摄入不足	未达到每日摄入水果
蔬菜摄入不足	未达到每日摄入蔬菜
豆类摄入不足	每周摄入豆类小于4天
畜肉摄入过多	每周摄入畜肉
缺乏体力活动	每周累计中等强度有氧运动不足150min,或高强度有氧运动不足75min
冠心病二级预防用药	冠心病患者自报2周内常规服用抗血小板药、他汀类药物、血管紧张素转化酶抑制剂/血管紧张素Ⅱ受体阻滞剂或β受体阻滞剂中的任意一种
缺血性脑卒中二级预防用药	缺血性脑卒中患者自报2周内常规服用抗血小板药或他汀类药物